《中国卫生信息管理杂志》社　组织编写

区域重大突发公共卫生事件应急管理信息平台建设与应用

U0204027

主　审　胡建平　柳东如

主　编　肖兴政

副主编　巴才国　张旭楚

编　委　（以姓氏笔画为序）

万　源　湖北省卫生健康信息中心	张旭楚　湖北省卫生健康信息中心
王　巍　武汉市中西医结合医院	张泰峰　东华软件股份公司
巴才国　湖北省卫生健康信息中心	陈光焰　海南省卫生健康委员会统计信息中心
左秀然　武汉市卫生健康信息中心	
田超波　九州通医疗健康科技有限公司	季　陶　中电信翼康科技有限公司
邢学森　湖北省疾病预防控制局	郭雪清　中国人民解放军中部战区总医院
朱　杰　苏州市卫生计生统计信息中心	
刘红慧　湖北省疾病预防控制中心	黄淑琼　湖北省疾病预防控制中心
孙俊菲　湖北省卫生健康信息中心	梁　静　中电信翼康科技有限公司
肖　辉　武汉大学中南医院	董可男　中电信翼康科技有限公司
肖兴政　湖北省卫生健康信息中心	傅承主　广东省卫生健康委员会事务中心
邱　杰　湖北省卫生健康委员会	
何　李　中电信翼康科技有限公司	潘晓燕　湖北省卫生健康信息中心
邹　玲　华中科技大学同济医学院附属梨园医院	

人民卫生出版社

·北京·

图书在版编目（CIP）数据

区域重大突发公共卫生事件应急管理信息平台建设与应用 / 肖兴政主编 . —北京：人民卫生出版社，2024.4

　　ISBN 978-7-117-36221-4

　　Ⅰ . ①区⋯　Ⅱ . ①肖⋯　Ⅲ . ①公共卫生 – 紧急事件 – 卫生管理 – 管理信息系统 – 中国　Ⅳ . ①R199.2

　　中国国家版本馆 CIP 数据核字（2024）第 085527 号

人卫智网　**www.ipmph.com**	医学教育、学术、考试、健康，购书智慧智能综合服务平台	
人卫官网　**www.pmph.com**	人卫官方资讯发布平台	

区域重大突发公共卫生事件应急
管理信息平台建设与应用
Quyu Zhongda Tufa Gonggong Weisheng Shijian Yingji
Guanli Xinxi Pingtai Jianshe yu Yingyong

主　　编：肖兴政
出版发行：人民卫生出版社（中继线 010-59780011）
地　　址：北京市朝阳区潘家园南里 19 号
邮　　编：100021
E - mail：pmph @ pmph.com
购书热线：010-59787592　010-59787584　010-65264830
印　　刷：三河市宏达印刷有限公司
经　　销：新华书店
开　　本：710×1000　1/16　　印张：12
字　　数：203 千字
版　　次：2024 年 4 月第 1 版
印　　次：2024 年 6 月第 1 次印刷
标准书号：ISBN 978-7-117-36221-4
定　　价：50.00 元

打击盗版举报电话：**010-59787491　E-mail：WQ @ pmph.com**
质量问题联系电话：**010-59787234　E-mail：zhiliang @ pmph.com**
数字融合服务电话：**4001118166　E-mail：zengzhi @ pmph.com**

前　言

　　进入 21 世纪,随着人类活动范围扩大、跨境流动越来越频繁,各类突发公共卫生事件在全球各地区发生得比以往任何时候更加频繁,2020 年初的新型冠状病毒感染(COVID-19)疫情就是典型代表。突发公共卫生事件严重威胁着人民健康和社会经济的发展,突发公共卫生事件应急管理也因此成为新时代社会治理的重要工作。新中国成立以来,我国不断加强公共卫生体系建设,并建成了全世界规模最大的公共卫生服务体系。此次新冠疫情中,我国公共卫生体系、医疗服务体系发挥了重要作用,但也暴露出来一些短板和不足。

　　2020 年 5 月,习近平总书记在参加十三届全国人大三次会议湖北代表团审议时强调,要改进不明原因疾病和异常健康事件监测机制,提高评估监测敏感性和准确性,建立智慧化预警多点触发机制,健全多渠道监测预警机制。2020 年 9 月,习近平总书记在《求是》发表题为《构建起强大的公共卫生体系　为维护人民健康提供有力保障》的重要文章,文章中指出:只有构建起强大的公共卫生体系,健全预警响应机制,全面提升防控和救治能力,织密防护网、筑牢筑实隔离墙,才能切实为维护人民健康提供有力保障。在进行体制机制改革的同时,面向突发公共卫生事件管理的信息化体系也面临着升级和重塑,习近平总书记在文章中强调:要把增强早期监测预警能力作为健全公共卫生体系当务之急,要完善传染病疫情和突发公共卫生事件监测系统,改进不明原因疾病和异常健康事件监测机制,提高评估监测敏感性和准确性,建立智慧化预警多点触发机制,健全多渠道监测预警机制,提高实时分析、集中研判的能力。

　　本书针对突发公共卫生事件管理的信息化升级需求,以省级重大突发公共卫生事件应急管理信息平台建设为重点,分别从现状分析、平台总体架构设计、应用体系建设、平台实施与运维等方面,对区域重大突发公共卫生事件应急管理信息平台建设的内容进行了系统化的提炼和总结。在最为关键的应用体系建设方面,本书分三章进行了介绍,其中:第三章多点多渠道监测以数据采集与整合为核心,重点在于监测网络的设计和多维异构数据的治理整合;第四章智能预警预测以数据挖掘与建模为核心,重点在于应用大数据和人工智能技术构建综合性的预警预测机制,这也是公共卫生事件应急管理信息平台从信息技术(information technology,IT)走向数据技术(data technology,DT)的"智能大脑";第五章智慧应急响应以场景为核心,覆盖指挥 - 防控 - 救治三大核心环节,实现从数据到业务的完整闭环。

在理论设计的基础上,本书还在第七章对国内外突发公共卫生事件信息化建设的应用案例进行了介绍。其中国内应用案例部分以湖北省为重点,湖北省作为中国新冠疫情重灾区,完整经历了新发传染病从未知到已知,从隐匿传播到大规模暴发再到常态化防控的全过程,其经验具有很强的借鉴价值。

本书力求做到理论与实践相结合,以期为各地突发公共卫生事件应急管理信息体系建设及疫情防控提供有益的帮助与参考。

编　者
2024 年 1 月

目　　录

第一章

绪　　论

第一节　基本概念

近年来,我国重大突发公共卫生事件防治体系建设和相关领域研究的不断深入,逐步形成了一套以公共卫生应急为基础,结合医学、公共卫生、社会学、管理学等多学科的发展的重大突发公共卫生事件防治理论体系,这一体系也是重大突发公共卫生事件应急管理信息平台建设的理论指导和业务指引。下面就重大突发公共卫生事件应急管理相关概念进行介绍,以便读者对公共卫生以及重大突发公共卫生事件应急管理领域有初步的了解,从而进一步了解公共卫生事件应急管理的业务需求。

一、公共卫生

早在1923年,耶鲁大学公共卫生学院的Winslow教授就认为公共卫生是一门通过进行有组织的社区活动来改善环境,预防疾病,延长生命和促进心理、躯体健康,并能发挥个人更大潜能的科学和艺术。由此可知,公共卫生不仅以预防疾病为目的,更重要的是有组织地促进人类的健康。

2003年SARS疫情后,新西兰学者Beaglehole等在《柳叶刀》杂志发文,认为公共卫生是"以持久的全人群健康改善为目标的集体行动",强调公共卫生需要通过开展集体的、合作的、有组织的行动,形成可持续性发展政策,改善和促进全人群健康,减少健康的不平等。

随着技术和社会价值的变化,公共卫生活动也发生着相应的变化。目前我国将公共卫生定义为:组织社会共同努力,改善环境卫生条件,控制传染病和其他疾病流行,培养良好的卫生习惯和文明的生活方式,提供医疗卫生服务,达到预防疾病、促进人民身体健康的目的。曾光教授指出这个概念明确了三方面内容:第一,公共卫生是一项公共事业,各级政府负有保障和促进公众健康的责任;第二,公共卫生着重保障每个公民的健康权利,全体国民在其中需要发挥主人翁精神；第三，提出公共卫生四大任务，即预防和控制疾病与伤残，改善与健康相关的自然和社会环境，提供预防保健与必要的医疗服务，培养公众健康素养。

二、传染病相关概念

1. 传染病 传染病（infectious disease）是由各种病原体引起的能在人与人、动物与动物或人与动物之间相互传播的一类疾病。通常这类疾病可借由直接接触已感染的个体、感染者的体液及排泄物、感染者污染的物体传播，可以通过空气传播、水源传播、食物传播、接触传播、土壤传播、垂直传播（母婴传播）、体液传播、粪口传播等。

2. 法定报告传染病 法定报告传染病是指在《中华人民共和国传染病防治法》（简称《传染病防治法》）规定范围内的传染病。疾病预防控制机构、医疗机构和采供血机构及其执行职务的人员发现《传染病防治法》规定的传染病疫情或者发现其他传染病暴发、流行以及突发原因不明的传染病时，应当遵循疫情报告属地管理原则，按照国务院规定的或者国务院卫生行政部门规定的内容、程序、方式和时限报告。法定报告传染病通常具有传播速度快、病情严重、致死率高等特性。《传染病防治法》第三条规定，传染病分为甲类、乙类和丙类，其中甲类传染病2种，乙类传染病26种，丙类传染病11种，共39种（不含新型冠状病毒感染和猴痘）。2020年1月20日，国家卫生健康委员会（简称"国家卫生健康委"）发布公告："根据《传染病防治法》的相关规定，基于目前对新型冠状病毒感染的肺炎的病原、流行病学、临床特征等特点的认识，报国务院批准同意，国家卫生健康委决定将新型冠状病毒感染的肺炎纳入法定传染病乙类管理，采取甲类传染病的预防、控制措施。"2022年12月26日，国家卫生健康委发布公告，将新型冠状病毒肺炎更名为新型冠状病毒感染，并于2023年1月8日起，解除对新型冠状病毒感染采取的《中华人民共和国传染病防治法》规定的甲类传染病预防、控制措施。自此新型冠状病毒感染实施"乙类乙管"，纳入法定传染病常态化监测。2023年9月20日，猴痘被纳入《传染病防治法》规定的乙类传染病进行管理，采取乙类传染病的预防、控制措施。因此，目前我国纳入《传染病防治法》规定的传染病共41种。

3. 重大传染病疫情 重大传染病疫情是指某种传染病在短时间内发生，波及范围广泛，出现大量的病人或死亡病例，其发病率远远超过常年的发病率水平的情况。

4. 流行病学调查　流行病学调查是指用流行病学的方法进行的调查研究,目的是追溯在过去一定的时间段,流行病相关重点人群的行动轨迹、遇到的人和发生的事件,为了病例或与病例密切接触人群的健康,排查清楚暴露情况、接触情况、活动轨迹与就医情况等,寻找与传染源、传播途径有关的蛛丝马迹,理清传播链,为判定密切接触者、采取隔离措施以及划定消毒范围提供依据。

三、突发公共卫生事件

根据《突发公共卫生事件应急条例》(2011修订),突发公共卫生事件是指突然发生,造成或者可能造成社会公众健康严重损害的重大传染病疫情、群体性不明原因疾病、重大食物和职业中毒以及其他严重影响公众健康的事件。突发公共卫生事件具有如下特征:

（1）突发性:发生比较突然,没有特别的发生方式,突如其来,带有很大的偶然性,不易预测,使人们难以及时预防。

（2）特定性:是发生在公共卫生领域的突发事件,具有公共卫生的属性,发生不针对特定的人群,也不局限于某一个固定的领域或区域。

（3）复杂性:有三层含义,一是成因复杂,二是种类复杂,三是影响复杂。

（4）危害性:突发卫生公共事件造成的后果往往较为严重,可造成公众健康的损害和产生一定程度的影响。

四、突发公共卫生事件监测与预警

1. 监测与预警　监测与预警是多部门、多机构协作的过程:各级政府及卫生行政部门负责建立和完善突发公共卫生事件监测与预警系统;疾病预防控制机构负责制订监测计划,科学分析、综合评价监测数据;各级各类医疗救治机构承担传染病监测与信息报告管理职责,并在院内传达疾病预防控制机构发布的预警信息;承担哨点监测任务的医疗机构,对发现符合监测传染病定义的病例,按要求采集标本进行检测或将标本送至指定的实验室检测;社区卫生服务机构提供可靠、完整、准确地预测必需的基础数据,发现突发公共卫生事件和法定传染病疫情及时报告;社会团体和新闻媒体发现突发公共卫生事件和传染病疫情信息或疫情事件线索,报告给就近的疾病预防控制机构。

2. 传染病监测　传染病监测内容包括人口学特征,传染病发病、死亡及其三间分布(时间、地区、人群分布)特征,人群免疫水平,动物宿主、媒介昆虫的种类、分布、季节消长及病原体携带状况等;还包括病原体的型别、毒力、变异、耐药情况,水源、食品等外环境病原体监测,相关危险因素、行为学监测,防控措施及效果等。

3. 症状监测 症状监测又称综合征监测或症候群监测,是指通过长期、连续、系统地收集特定临床综合征或与疾病相关现象的发生频次,从而对某类疾病的发生或流行进行早期探查、预警和做出快速反应的监测方法。

症状监测是一种新发展起来的主动监测手段。相对基于临床确诊数据的传统监测手段,症状监测可更加及时、灵敏地探测到疾病流行的异常。以急性传染病疫情为例,一般而言,只有人群中相当数量的患者出现明显症状并被确诊后,传统公共卫生监测才会监测到异常;症状监测则从患者刚刚开始出现轻微症状的阶段就收集相关数据。患者如果到药店购买非处方药或请病假休息,从药品销售情况和学校缺勤率数据就可能监测到异常。

4. 哨点 哨点即选定的数据收集点,负责识别和报告特定的疾病或健康事件。哨点分为小哨点和大哨点。

小哨点主要指为加强流行病或传染性疾病的预防和控制,提高病毒监测能力,在医疗卫生系统内部特别指定的一些重点监测、控制和治疗流行病或传染性疾病,具备以上能力的重点医院。

大哨点指横向联动的非传统信息源,如药店、交通进出口岸、畜禽养殖场、养老机构、学校及托幼机构等,用以监测潜在的传染病风险。

5. 三间分布 三间分布是指疾病发生发展的时间分布、地区分布、人群分布。

6. 发病率 发病率是指某一段时期内(通常是一年)某一特定风险人群发生某病的概率,特定人群可指某个地区、某个性别、某个年龄组,甚至某个单位内的人群等。

7. 死亡率 死亡率是指某一段时期内(通常是一年)死亡人数与总人口之比,表示在一定时期内人口死亡的比例,一般用千分率表示,总人口数采用平均人口数或期中人口数。

8. 病死率 病死率是指某一段时期内,因患某种疾病死亡人数占患病总数的比例。一段时期对于病程较长的疾病可以是一年,对于病程短的疾病可以是月、天。

9. 预测 根据监测收集到的各类监测信息、数据和指标分布特征信息,运用科学的方法进行处理和分析,预测可能出现的危险情况或潜在危险、发生发展趋势以及结局等。

五、突发公共卫生事件应急

1. 公共卫生应急　公共卫生应急是指一种自觉的、综合的应急实践活动,其管理是一项复杂的系统工程,需要一个科学、合理、协调的运行体系,用以解决突发公共卫生事件应对过程中职责不清、管理混乱等问题,最大限度地保证公共卫生应急响应高效、有序地展开。

2. 突发公共卫生事件应急指挥部　中央和地方政府的突发公共卫生事件应急指挥部是在发生突发公共卫生事件后成立的,是临时性的机构,负责对全国和地方突发公共卫生事件应急处理工作进行统一领导、统一指挥,以及督察和指导。

3. 卫生应急常设机构　中国机构编制网2022年2月公布《国家疾病预防控制局职能配置、内设机构和人员编制规定》和《中共中央办公厅 国务院办公厅关于调整国家卫生健康委员会职能配置、内设机构和人员编制的通知》,由此我国当前卫生应急常设机构分属于疾病预防控制局和卫生健康委员会。其中:疾病预防控制局体系以国家疾病预防控制局应急处置司为首,承担传染病疫情应急相关工作,组织编制预案并开展演练,承担应急体系、能力及队伍建设工作,提出相关应急物资储备品种、数量等建议,以及应急状态下物资需求和分配意见;审核省级疾病预防控制局应急预案并指导开展相关工作。卫生健康委员会体系以医疗应急司为首(原卫生应急办公室),组织协调传染病疫情应对工作,承担医疗卫生应急体系建设,组织指导各类突发公共事件的医疗救治和紧急医学救援工作;拟订医疗安全、医疗监督、采供血机构管理以及行风建设等行业管理政策、标准并组织实施;拟订重大疾病、慢性病防控管理政策规范并监督实施。

第二节　公共卫生应急管理体系发展及现状

一、国外公共卫生应急管理体系发展概况

2020年起暴发的新冠疫情给包括中国在内的全球大多数国家的公共卫生体系带来了严峻的考验,各国针对突发公共卫生事件的应对机制也在此次疫情中得到了充分的体现。研究国外公共卫生应急管理体系,汲取各国

在应对突发公共卫生事件过程中的经验与教训,对于提升我国突发公共卫生事件的应对能力具有重要意义。

本文以美国、欧盟、日本、新加坡四个国家和地区为主要研究对象,分别从法律体系和体制机制两个方面展开比较分析。

(一)美国公共卫生应急管理体系

美国拥有较为完善的应对突发公共卫生事件的法律体系。1994 年联邦政府颁布了《公共卫生服务法》,该法案规定了严重传染病的界定程序、制定传染病控制条例以及检疫官员的职责,这一法案成为了联邦层面应对突发公共卫生事件的基本法,为突发公共卫生事件应对体系搭建了法律框架。2001 年,《美国州卫生应急授权示范法》颁布施行,该法案力求在应急管理顺利开展的基础上,最大限度保障利益相关者的合法权益,如人身自由权、隐私权等,同时对于开展强制性措施的政府工作人员、医疗机构相关人员,也明确在法律框架下拥有侵权责任豁免权,为工作人员解除后顾之忧,与之相对应的还规定了利益相关者在权益被侵害时有获得国家补偿的权利。这一法案设计从应急管理过程的各个利益相关方出发,在国家行使紧急状态权时也重视利益相关者的权利保障,从而使整个法律框架更为完善。除联邦层面外,美国各州和地方也有各类法律制定,共同构成了美国公共卫生应急管理的法律体系。

在体制机制层面,美国突发公共卫生应急体制以“国家 - 州 - 地方”三级公共卫生部门为基本架构,后在“9·11”事件之后进行了进一步的重组。

(1)国家层面:以美国疾病预防控制中心(CDC)为主,具有管理公共卫生数据、相关实验室、公共卫生队伍,应对国内国际疫情等多种职能。对应的系统为国家疾病控制与预防系统,主要功能包括疾病监测、流行病控制、大规模防疫及开展研究与实验。

(2)州层面:由美国卫生资源和服务管理局(Health Resources and Services Administration, HRSA)统筹各地区医院、门诊中心和其他卫生保健部门合作开展公共卫生应急工作。对应的系统为医院应急准备系统,主要功能为支持突发公共卫生事件中的医疗救治过程,包括药物供给、治疗过程沟通、院内检疫隔离、医疗人员培训等。

(3)地方层面:1996 年美国开始在地方开展针对大都会应对突发公共卫生事件的运作项目(MMFS),主要协调地方的执法部门、消防部门、自然灾害处理部门、医院及其他机构之间的协作与互动,该项目自 2003 年开始由联邦紧急事务管理署（FEMA）统一管理。其对应的系统为大都会医疗应急系统,主要功能包括早期预警和报告、突发事件应对与协调管理、伤者/病患转移、医护管理与培训、沟通支持等。

（二）欧盟公共卫生应急管理体系

欧盟作为一个"超国家"的独特政体,运用立法手段约束欧盟各国开展共同行动是其组织开展行动的重要保障。突发公共卫生事件是需要欧盟各国共同应对的挑战,在欧盟基础性条约《欧洲联盟运行条约》中便有突发公共卫生事件的相关规定,即各成员国在面对公共卫生事务时需要互相配合,其中包括开展疾病早期预警监测、消除重大跨境健康威胁等涉及公共卫生应急管理的系列行动。《欧洲议会和欧盟理事会关于严重的跨境健康威胁的决定》明确了严重跨境健康威胁范围以及突发公共卫生事件紧急情况的确认标准。针对这些健康威胁和紧急情况,欧盟的应对机制包括:第一,做出应急准备和提出应急预案,成员国和欧盟委员会就相关问题进行协商和跨部门合作,并支持《国际卫生条例（2005）》所述的监测和响应核心能力建设要求;第二,提出监测、预警、响应的具体措施,包括流行病学监测和特别监测措施;第三,通过建立早期预警和响应系统（early warning and response system, EWRS）实现警报通知、公共卫生风险评估、协调应对措施等。

欧盟公共卫生应急体制机制的牵头方是欧盟委员会,其核心职责是当疫情暴发时就各成员国共同行动提出建议,并且统筹协调需要制定的医疗救治、交通运输、边境管制等紧急措施。欧盟委员会下属的欧洲疾病预防控制中心（ECDC）是欧盟应对突发公共卫生事件的主要责任机构,其下设的科学建议部门、监测与信息交流部门、准备与应对部门分别承担相关的应急管理任务:科学建议部门由相关学者专家组成,主要负责提供独立的科学研判建议;监测与信息交流部门任务重点在于实现各成员国之间健康危险信息的互联互通,部门收集来自各成员国监测机构的公共卫生事件信息,并将研判结果传递给各成员国,以保障信息的一致和沟通顺畅;准备与应对部门的主要职责是研判和反应,对监测网络收集的信息进行分析并进行风险等级评估,当出现突发公共卫生事件时协助各成员国开展合作。此外,欧盟委员会下属的卫生与食品安全总司和欧洲药品管理局也分别在食品安全、药品研发和应用方面就突发公共卫生事件进行协作。除了欧盟委员会及其下属机构外,成立于2001年的欧洲一级卫生安全问题非正式咨询小组——卫生安全委员会,在加强各成员国防疫经验和信息的交流、协调应对严重跨境健康威胁、应对世界卫生组织（World Health Organization，WHO）宣布的"国际关注的突发公共卫生事件"方面也会发挥相应的作用。

由于欧盟的特殊性，沟通机制在其应对突发公共卫生事件时显得尤为重要，具体来说欧盟针对突发公共卫生事件时的沟通可以分为欧盟外部沟通、欧盟内部沟通和执行层面的沟通三层。欧盟外部沟通主要指欧盟与WHO之间的沟通，欧盟会将其确认的突发公共卫生事件信息及对应的措施通知WHO；欧盟内部沟通主要指由欧盟委员会牵头的各成员国之间的信息沟通，包括国家层面在应对跨境健康威胁方面的应急准备和应急预案最新情况，尤其当对应急预案进行重大修订时，需要通过欧盟内部沟通机制进行同步；执行层面的沟通主要指上文中提到的由欧洲疾病预防控制中心负责的相关跨境信息交流。

（三）日本公共卫生应急管理体系

日本应对突发公共卫生事件的基本法是1998年颁布实施的《感染症的预防及对感染症患者医疗的法律》，其根据传染病的传染性和疾病的严重程度，按照风险从高到低的顺序将传染病分为1~5级，并明确政府可以在任何时候采取相关措施来预防传染病的暴发和扩散。2012年日本政府内阁会议颁布了《新型流感等对策特别措施法》。该法律具体规定了中央政府和地方政府应当采取的应急防控措施，创建了一个流感应急系统，进一步更新了政府的行动计划和指导方针，并且赋予了总理宣布紧急状态的权力。这些法律连同《卫生危机管理基本准则》《地方卫生危机管理指南》等政策文件，构成了日本完整的应急管理法律体系。

日本的突发公共卫生事件应急管理组织体系是在国家危机管理体系的基础上建立的，分为国家 - 地方两级卫生应急系统。国家系统由厚生劳动省、派驻地区分局、检疫所、国立大学医学院和附属医院、国立医院、国立疗养院、国立研究所等构成，地方系统通过对传统卫生保健所进行改造，使其在功能和组织结构方面适应突发公共卫生事件的应对处理，成为地方卫生应急系统的主体。除了国家和地方两级卫生应急系统外，日本在应对突发公共卫生事件过程中，警察、消防、电力、通信、铁道等横向各部门也会开展业务协同，同时日本政府还要求全体居民和相关社会团体严格履行国家法律以及各地防灾计划，鼓励广大居民参与防灾救灾过程，将"自救、互救、公救"的理念贯穿始终。

（四）新加坡公共卫生应急管理体系

法律体系方面，为了给突发公共卫生事件应急准备和灾害管理活动提供法律支持,新加坡早在 1986 年就颁布了《民防法》(CDA),该法案为宣布紧急状态以及动员和部署准备就绪的国家救援人员提供法律依据。在传染病防控方面,新加坡于 1977 年颁布了《传染病法》(IDA),并在此后作多次增补修订。作为新加坡应对突发公共卫生事件的第一部法律,其不仅规定了特定传染病的通报要求,而且为传染病患者的医疗检查、治疗以及流行病学调查提供了有力的法律保障。

在体制机制方面,与美国、日本、澳大利亚不同,新加坡没有设立独立的突发公共卫生事件应对系统,而是建立了能够适应环境变化的指挥系统和组织结构,这种指挥系统和组织结构可以根据突发公共卫生事件的发展迅速重组,以应对疫情发展带来的不确定性。如在 2003 年 SARS 疫情期间,新加坡卫生应急体系组织结构分为部际委员会(IMC)、核心执行小组(CEG)和部际行动委员会(IMOC)三级。部际委员会(IMC)由 9 名内阁成员组成,由民政事务总署署长担任主席,主要履行制订防治 SARS 的策略计划、批准主要决定、实施应对 SARS 的措施、机构间协调、监督其他各部及其附属机构的活动等职能;核心执行小组(CEG)由卫生部、国防部(MoD)和外交部(MFA)组成,负责调配国内外人力、物资、信息资源应对疫情;部际行动委员会(IMOC)负责执行部际委员会(IMC)发布的防控措施并联系卫生部与所有卫生保健机构。在 SARS 流行之后,新加坡对上述组织结构进行了调整,建立了家园危机管理系统(HCMS)。家园危机管理系统(HCMS)是一个强大的危机管理框架,可以协调国家对策并进行资源配置。与此同时,核心执行小组(CEG)和部际行动委员会(IMOC)被合并到家园危机执行小组(HCEG),由内政部常务秘书主持,成员包括各部委和政府机构的高层政策决策者,为重大危机的管理提供战略决策和政策指导。

二、我国公共卫生应急管理体系发展及现状

在新中国成立之初,公共卫生应急管理只是政府应对紧急事件工作的一部分,没有针对性形成从预防、应对、救援到重建的公共卫生事件应急管理体系。通常在紧急事件发生后,由政府管理部门牵头,设立临时现场指挥办公室(或机构),全面负责突发公共卫生事件所在地的救援工作,卫生职能部门作为应对工作的相关部门之一临时参与其中,没有形成系统的应急管理体系,横向部门之间的应急管理职责分工关系不清晰,缺乏有效的协同机制。

新中国成立至 20 世纪 70 年代末，我国初步建立了覆盖县乡村三级医疗预防保健网的公共卫生服务体系，坚持预防为主，开展爱国卫生运动，取得了显著成效。20 世纪 80 年代后期，由于经济体制改革和财政体制的推进以及其他经济社会条件的变化，公共卫生服务体系遭受了较大冲击，特别是农村的疾病预防体系功能被逐渐削弱。2003 年 SARS 疫情之后，政府加大了对公共卫生体系建设的决心，采取了一系列行动，我国公共卫生服务体系建设得到了显著加强。2006 年 3 月卫生部疾病预防控制局、卫生监督局成立，"中央、省、市、县"四级的疾病预防控制体系和卫生监督体系基本建立，建设以"一案三制"为核心的应急管理体系，即以应急预案、应急管理体制、应急管理机制、应急管理法制为核心的公共卫生应急管理体系，四者不可分割、相互作用、相互补充。2021 年 5 月，国家疾病预防控制局的成立，标志着我国公共卫生应急管理体系进入新时期。

（一）"一案三制"为核心的公共卫生应急管理体系

1. 突发公共卫生事件应急预案 突发公共卫生事件应急预案体系是针对可能发生的突发公共卫生事件，为迅速、有序地开展应急处置工作而预先制定的一套行动计划或方案。应急预案明确了事件发生前、发生过程中、结束后各个阶段的应急工作流程、参与应对各方的职责定位、相应的资源配备以及应对策略等。

2003 年，国务院办公厅成立应急预案工作小组。2006 年，依据《中华人民共和国传染病防治法》《中华人民共和国食品卫生法》《中华人民共和国职业病防治法》《中华人民共和国国境卫生检疫法》《突发公共卫生事件应急条例》《国内交通卫生检疫条例》和《国家突发公共事件总体应急预案》，国务院制定发布《国家突发公共卫生事件应急预案》，标志着我国公共卫生事件应急预案框架体系的初步形成。我国目前的国家突发公共卫生事件应急预案体系是在《国家突发公共事件总体应急预案》的指导下，以《国家突发公共卫生事件应急预案》和《国家突发公共事件医疗卫生救援应急预案》两个专项预案为主体，包括 22 项单项预案、7 项部门预案以及 1 项《突发公共卫生事件社区（乡镇）应急预案编制指南（试行）》构成的预案体系，是国家突发公共事件应急预案体系的重要组成部分。另外，各级人民政府也可制定本地的突发公共卫生事件应急预案和不同类型突发公共卫生事件的单项应急预案。

《国家突发公共卫生事件应急预案》是全国突发公共卫生事件应急预案体系的总纲之一，是指导预防和处置各类突发公共卫生事件的规范性文件。

其根据突发公共卫生事件性质、危害程度、涉及范围,对突发公共卫生事件进行了4级划分:特别重大（Ⅰ级）、重大（Ⅱ级）、较大（Ⅲ级）和一般（Ⅳ级）,并对相应的应急组织体系及职责,突发公共卫生事件的监测、预警与报告,突发公共卫生事件的应急反应和终止,善后处理,突发公共卫生事件应急处置的保障,预案管理与更新进行规范。

国家突发公共卫生事件应急单项预案是根据《国家突发公共事件总体应急预案》《国家突发公共卫生事件应急预案》及《国家突发公共事件医疗卫生救援应急预案》的要求,针对不同类型的突发公共卫生事件应急工作的实际需要,由医疗卫生部门制定的预案。单项预案主要包括自然灾害类、事故灾难类、传染病类、中毒事件类、恐怖事件类突发公共事件单项预案以及其他类突发公共卫生事件单项预案。

2. 公共卫生应急管理体制 应急管理体制是一个由横向机构和纵向机构、政府机构与社会组织相结合的复杂系统,包括应急管理的领导指挥机构、专项应急指挥机构以及日常办事机构等不同层次。我国把突发事件分成四类并规定了相应的牵头部门,其中突发公共卫生事件由卫生行政部门牵头管理,由国务院办公厅负责总协调。

2003年后我国逐步建立健全中央、省、市、县四级公共卫生应急管理组织体系,其基本原则是统一领导、分级负责,即根据突发公共卫生事件的性质、范围和危害程度,对公共卫生事件实行由党中央统一领导的各级人民政府分级管理体制。各级人民政府负责公共卫生事件应急处理的统一领导和指挥,各有关部门按照预案规定,在各自的职责范围内开展公共卫生事件应急处理的有关工作。

各级卫生行政部门和疾控局分别设立医疗应急部门和应急处置部门,分别承担相应工作(见第一节),同时以各级疾病预防控制中心(简称"疾控中心")为核心,组建突发公共卫生事件专家咨询委员会,寻求专业技术支持。

当发生突发公共卫生事件时,根据事件应急管理工作的实际,由属地卫生行政部门向本级人民政府提出是否成立公共卫生事件应急指挥部的建议。突发公共卫生事件应急指挥部是一个临时性机构,负责对突发公共卫生事件进行统一领导和统一指挥,做出应对决策,制订应对措施。其他各级政府相关部门,如公安部门、工信部门、交通部门、民政部门、教育部门等,在应急指挥部的统一领导下开展相应协助工作。具体如图1-1所示。

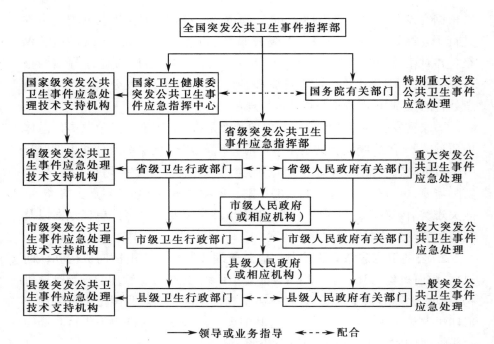

图 1-1   全国突发公共卫生事件应急管理体制示意

3. 公共卫生应急管理机制   公共卫生应急管理机制是以从公共卫生事件的预防、准备、处理到善后全过程为管理对象的规范化、程序化、理论化的方法和措施,是应对公共卫生事件的核心。2006 年 6 月《国务院关于全面加强应急管理工作的意见》指出要"构建统一指挥、反应灵敏、协调有序、运转高效的应急管理机制"。应急管理机制建设的目的是实现从突发事件预防、处置到善后的全过程规范化流程管理。根据《中华人民共和国突发事件应对法》的相关规定,结合应急管理工作流程,我国应急管理机制可分成如下九大部分。

一是预防与应急准备机制:通过预案编制管理、宣传教育、培训演练、应急能力和脆弱性评估等做好各项基础性、常态性的管理工作,从更基础的层面改善应急管理。

二是监测与预警机制:通过危险源监控、风险排查和重大风险隐患治理尽早发现突发事件苗头的信息并及时预警,降低事件发生的风险并降低其可能造成的损失。

三是信息报告与通报机制:按照信息先行的要求建立统一的突发事件信息系统,有效整合现有的信息资源,拓宽信息报送渠道,规范信息传递方式,做好信息备份,实现上下左右互联互通和信息的及时交流。

四是应急指挥协调机制:通过信息搜集、专家咨询来制订与选择方案,实现科学果断、综合协调、经济高效的应急决策和处置。

五是信息发布与舆论引导机制:在第一时间通过主动、及时、准确地向公众发布警告以及有关突发事件和应急管理方面的信息,宣传避免、减轻危害的常识,提高主动引导和把握舆论的能力,增加信息透明度,把握舆论主动权。

六是社会动员机制:在日常和紧急情况下动员社会力量进行自救、互救或参与政府应急管理行动,在应急处置过程中对民众善意疏导、正确激励、有序组织,提高全社会的安全意识和应急技能。

七是善后恢复与重建机制:积极稳妥地开展生产自救,做好善后处置工作,把损失降到最低,让受灾地区民众尽快恢复正常的生产、生活和工作秩序,实现常态管理与非常态管理的有机转换。

八是调查评估和学习机制:遵循公平、公开、公正的原则,引入第三方评估机制,开展应急管理过程、灾后损失和需求等方面的评估以查找、发现工作中的问题和薄弱环节,提出防范和改进措施,不断完善应急管理工作。

九是应急保障机制:建立人、财、物等资源清单,明确资源的征用、调用、发放、跟踪等程序,规范管理应急资源在常态和非常态下的分类与分布、生产和储备、监控与储备预警、运输与配送等,实现对应急资源供给和需求的综合协调与优化配置。

4. 公共卫生应急管理法制 我国公共卫生应急管理法制建设以"一法一条例"为核心开展,"一法"即《传染病防治法》,"一条例"即《突发公共卫生事件应急条例》。

《传染病防治法》由全国人大常委会制定,于1989年正式颁布实施,并在2004年、2013年进行两次修订,2020年10月2日,国家卫生健康委发布《〈传染病防治法〉(修订草案征求意见稿)》。《传染病防治法》主要从传染病的预防,疫情的报告、通报和公布,疫情的控制,医疗救治、监督管理、保障措施等环节对传染病防治进行了规范,以法律形式明确提出甲、乙、丙三类传染病的特征,并对公民、社会组织和政府有关部门在传染病防治工作中的责任进行了规定,是我国公共卫生法制建设进入新时期的重要标志。

《突发公共卫生事件应急条例》由国务院在总结SARS防治工作实践经验的基础上,依照《中华人民共和国传染病防治法》和其他有关法律的相关规定,于2003年制定并颁布实施(2011年修订),旨在建立"信息畅通、反应快捷、指挥有力、责任明确"的突发公共卫生事件应急法律制度。之后各地陆续出台地方《突发公共卫生事件应急条例》细则(办法)。2007年卫生部印发《全国卫生部门卫生应急管理工作规范》,从法律法规角度规定了公共卫生事件预防与应急准备、突发事件应急预案应包括的内容、预防控制体系构建制度、突发事件应急报告制度、应急处理等方面的内容。

总体来说,以"一法一条例"为核心的公共卫生应急法制建设明确了各级人民政府及其工作部门、医疗卫生机构和基层组织疫情防控工作的职责,建立疫情报告、通报、启动应急预案、发布信息等制度,赋予了政府可以采取隔离治疗、限制人群聚集、停工停业停课、封锁疫区、紧急调用人员物资、实施交通卫生检疫等防控措施的权利,使我国公共卫生事件应急管理有法可依。

(二)后疫情时代的公共卫生事件应急管理体系改革

2021年5月13日,国家疾病预防控制局(简称"国家疾控局")正式揭牌成立,标志着我国疾病预防控制体系的改革发展正式拉开帷幕,而体制机制改革是其中的重点部分。

2022年2月16日,中国机构编制网公布了《国家疾病预防控制局职能配置、内设机构和人员编制规定》(下称《规定》)和《中共中央办公厅 国务院办公厅关于调整国家卫生健康委员会职能配置、内设机构和人员编制的通知》,国家疾控局职能、机构、人员"三定"方案的确定,也意味着体制改革的第一步尘埃落定。《规定》明确,国家疾控局将负责组织开展疫情监测、风险评估工作并发布疫情信息,建立健全跨部门、跨区域的疫情信息通报和共享机制,以及负责传染病疫情应对相关工作,组织开展流行病学调查、检验检测、应急处置等工作,拟订应急预案并组织开展演练,指导疾病预防控制系统应急体系和能力建设,负责应急队伍、志愿者队伍建设,提出传染病疫情应对应急物资需求及分配意见。国家卫生健康委员会方面,原疾病预防控制局、综合监督局撤销,相应职能并入国家疾控局;原卫生应急办公室(突发公共卫生事件应急指挥中心)更名为医疗应急司,组织协调传染病疫情应对工作,承担医疗卫生应急体系建设,组织指导各类突发公共卫生事件的医疗救治和紧急医学救援工作。从此次"三定"可以看出传染病防控和应急处置将成为国家疾控局的核心职能,而医疗资源的调度、非传染病造成的公共卫生事件及紧急医学救援工作则归于国家卫生健康委医疗应急司。

　　与体制改革相对应的是机制改革。在新型冠状病毒感染疫情防控过程中暴露出我国疾病预防控制体系存在能力不强、机制不活、动力不足、防治不紧密等主要问题。新一轮的机制改革中应重点推动完善医防协同机制、补偿激励机制、考核评估机制和人才队伍发展机制等,其中创新医防协同机制从整体来看无疑是最为关键的部分,这需要进一步明确疾控机构和医疗机构在疾病防控中的职责,坚持防治结合,建立人员通、信息通、资源通和监督监管相互制约的机制,同时进一步强化监测预警、风险评估、流行病学调查、检验检测、应急处置等方面的重要能力建设。

三、我国公共卫生应急管理体系面临的问题与挑战

　　2020 年新冠疫情的暴发,是对 SARS 危机后中国公共卫生应急管理体系建设的一场考验,公共卫生应急管理暴露出的一系列问题也引起了社会各界的广泛关注。从整体来看,新冠疫情中公共卫生应急管理的机制和体制的问题暴露得尤为充分,主要体现在以下方面。

　　1. 监测预警机制未能发挥作用　作为公共卫生应急管理关键因素的预测预警机制,未起到“风险评估、早发现、早预防”作用。这一情况一方面与长期存在的“重治轻防”有关,基层医疗机构应对突发公共卫生事件的能力依然薄弱,“健康守门人”的功能并未充分发挥,医院承担公共卫生的职责仍不明确,医务人员公共卫生素养仍有待提高;另一方面现有机制对于新发、未知传染病的监测预警尚未有较好的应对措施,在不明原因事件发生后,对其的风险评估具有较强的专业属性,但在应急响应决策方面又受多种主观因素影响,决策层面又以主观性较强的方法为主,两者之间出现了衔接的滞后,在疾病发生早期错过了疾病控制的最佳窗口期。

　　2. 应急信息报告与发布机制滞后　现有应急事件报告机制渠道较为单一且流程较长,对于已知疾病或事件可以很大程度上避免误判,但对于新发、未知事件存在一定的不适配。早期吹哨信息未能及时纳入系统的报告体系,不仅影响了风险评估的准确性,而且导致未能在第一时间及时、准确地向公众发布警告,从而在早期应急处置过程中给政府公信力带来了一定的挑战。

　　3. 应急指挥协调机制仍需完善　面对高度不确定和信息复杂的突发公共卫生事件,当前的决策机制面临巨大挑战:第一,缺乏对事件趋势的预判能力,决策响应滞后,易错失早期控制关键期;第二,应急预案固化,缺乏动态调整能力,难以跟上瞬息万变的事件发展,无法开展精细化防控;第三,

决策执行及调度能力仍显不足，相关政府职能机构之间配合效率低，互相联系不紧密，这既体现在卫生健康体系内部，包括卫生健康委、疾控中心、医院等，也体现在横向跨部门协同与联动存在滞后性，尤其在社区的联防联控方面存在较多的短板。

4. 应急保障机制仍需较大提升 "突发"作为重大突发公共卫生事件的特性，更需强调"平时不误人，战时不误事"。当前我国公共卫生应急体系应急保障尤其是在物资及可调度资源的保障方面存在较大的问题：一方面卫生应急储备管理和调用存在不足，难以应对突发的巨大防控救治需求，另一方面应急资源准备和配置不到位，应急经费和资源分配缺乏科学管理，存在应急物资分配不均、救援人员不能迅速展开工作、应急经费管理混乱等现象。

第三节　公共卫生应急信息化建设现状

在突发公共卫生事件的应急管理中，无论是事件发生前的预防准备还是事件发生后的应对，信息的有效应用始终处于极为重要的位置。

在应急准备环节，利用各类信息对疾病进行有效的监测，并对可能发生的事件开展预警，以便将事件扼杀在摇篮里；在应急响应环节，社会治理体系的各个组成部分围绕突发公共卫生事件开展协同应对，不同机构、部门、执行人员之间的信息畅通对于提升应急响应效率发挥着极为重要的作用。因此，在信息时代，建设针对突发公共卫生事件的全国性信息化网络，是世界各国搭建其应急管理体系的重要组成部分。

另外需要关注的是：在抗击新冠疫情的过程中，以大数据、人工智能、互联网为代表的新一代信息技术已经发挥了前所未有的巨大作用。如应用大数据技术掌握人口流动及疾病传播渠道、有效预测疫情发展趋势、为精细化防控及后续的复工复学提供支持；应用人工智能技术快速开展社区摸排，提升临床影像学诊断的效率，支撑防控救治体系的高效运转；应用互联网技术开展线上诊疗服务和心理咨询，有效分流常规医疗服务需求，同时互联网也成为居民获取防控信息的核心渠道。习近平总书记在关于疫情的讲话中多次提到要鼓励运用大数据、人工智能、云计算等数字技术，在疫情监测分析、病毒溯源、防控救治、资源调配等方面更好发挥支撑作用。

本节对国内外公共卫生应急管理信息化建设现状进行介绍，同时对比我国现有相关信息化建设情况,并进一步分析我国公共卫生应急管理信息化建设存在的问题及发展方向。

一、国外公共卫生应急信息化建设概况

突发公共卫生事件是每个国家都需要面对的挑战,公共卫生应急管理是社会治理体系的一部分,因此各国的公共卫生应急管理相关信息化建设也与本国的应急管理体制框架相匹配。另外,WHO 在 1968 年第 21 届世界卫生大会上明确了监测在公共卫生领域的内涵和意义,并在 1992 年进一步深化了监测的定义,自此越来越多的国家和地区建立了以传染病防控为核心的监测预警系统,强调突发公共卫生事件应急管理的关口前移,这对于我国建设重大突发公共卫生事件应急管理信息平台也有很强的借鉴意义。

(一)美国公共卫生应急信息化建设

1. 公共卫生信息学框架下的卫生应急系统　自 2001 年炭疽袭击事件以来,美国对信息技术在应对公共卫生事件中的作用有了全新认识。同年,美国医学信息学协会通过了《公共卫生信息学国家规划》,明确了公共卫生信息系统的作用在于预防和控制疾病对社会的损害。为此,美国为公共卫生信息系统设立了标准框架,将公共卫生信息作为一种资源体系,支持特定公共卫生领域内的信息交换。在这一框架下,信息增值交易协同效应推动维持的公共卫生信息交流共享成为主要特点,具体到公共卫生应急领域,突发公共卫生事件中预防、控制、救治、恢复过程涉及多种利益相关者,信息交流共享涵盖了卫生行业的主要领域、组织和管辖权,需要在公共卫生信息学(PHI)统一价值框架下,实现信息系统在政策法规、业务需求、数据需求等方面的集成(图 1-2)。

2. 美国公共卫生信息网络　美国公共卫生信息网络(PHNI)由美国 CDC 主导建设,建设目标是以在联邦、州和地方水平上统一数据和信息系统标准为基础,建立了一个有效、完整、能互操作的信息系统,用于实时捕获和分析疾病数据,实现多个监测信息系统的无缝连接,监测并评估疾病发展趋势,发现突发公共卫生事件,指导疾病预防、控制和救治。2004 年秋,美国 CDC、州和地区卫生官员协会、县市卫生官员联合会(NACCHO)、国家和地区流行病学家委员会(CSTE)以及公共卫生实验室协会(APL)召开了一系列区域会议,会议核心在于完善和验证 PHNI 的需求和实施相关系统所需要的标准建设,不同需求被划分为单独的功能领域,但在系统建设上并不要求与之一一对应(表 1-1)。

17

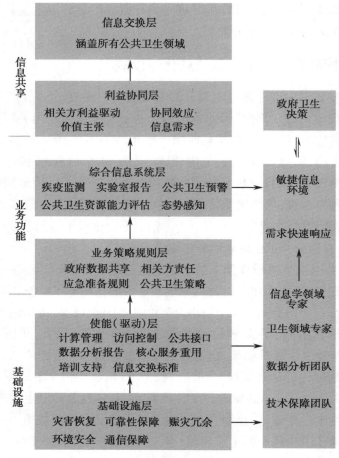

图 1-2　美国公共卫生应急准备下的公共卫生信息系统框架

表 1-1　美国 PHNI 主要功能需求

功能领域	需求示意
早期发现	● 监测临床和其他健康相关数据用于早期识别公共卫生事件
	● 通过网页或 7×24 小时呼叫系统,报告临床中可能的紧急事件或可报告的疾病病例
	● 可以根据上报的数据了解公共卫生事件的规模、位置和传播情况
	● 以 HL7 为数据交换的标准
	● 使用监测算法研判当前情况与正常情况的偏差并进行可视化
暴发管理	● 对具体病例进行调查及管理
	● 对病例的接触者进行追踪
	● 对暴露源进行调查并将病例、接触者与暴露源进行关联

功能领域	需求示意
暴发管理	<ul><li>对临床和环境样本的采集运输过程进行管理</li><li>联动早期监测和后续决策响应</li><li>将实验室结果与临床病例数据进行关联</li><li>在遵守标准的同时，灵活支持新需求出现</li></ul>
链接实验室	<ul><li>以 HL7 消息格式和术语标准为样本接收和实验室结果报告的数据标准</li><li>对采样和样本数据进行管理</li><li>在大型事件期间监控检测情况以预测荷载分布</li></ul>
对策与对策管理	<ul><li>支持并跟踪疫苗接种，对免疫情况进行跟踪管理</li><li>支持分配相关紧缺物品</li><li>能够追溯药品批次、疫苗接种者和接种地点</li><li>对接种不良事件进行监测</li><li>对患者进行随访</li><li>对隔离检疫情况进行监控和跟踪</li><li>对接药品 / 疫苗销售渠道（包括商业渠道和国家储备），以保证物品流向的可追溯性</li><li>与免疫与疾病登记结合</li></ul>
合作伙伴通信和警报	<ul><li>向公共卫生工作者、初级保健医生、公共卫生实验室工作人员、公众等发布健康警报</li><li>可以通过电子邮件、寻呼机、传真等多种方式进行通信和警告</li><li>根据消息的紧迫性和敏感性进行选择性信息发布</li><li>可以按选定的公共卫生专业人员群组进行协作通信（网络版、多线程讨论和在线会议）</li></ul>
跨职能组件	<ul><li>信息传输安全：确保信息只被目标受众接收和阅读，对发送对象包括人员、角色、组织、组织类别等进行统一管理</li><li>收件地址管理：确定适当的收件人列表以进行信息交换</li><li>术语标准：遵循标准词汇表和结构</li><li>系统安全性和可用性：保护系统避免受到破坏或出现故障，并保护数据避免受到损坏或未经授权的访问</li><li>隐私：保护患者和组织避免受到欺诈或未经授权使用他们的信息</li></ul>

此后美国 CDC 主导开展了 PHNI 建设，构建了"信息联络 - 实验室诊断 - 流行病学调查 - 应急救援物资"一体化的横向运作信息系统，基本对应了区域会议中的相关业务需求，其主要系统包括：全国公共卫生信息联络系统、全国公共卫生实验室诊断系统、现场流行病学调查系统、全

国应急物资快速反应系统、全国医学应急网络系统、全国健康教育网络等（图1-3）。

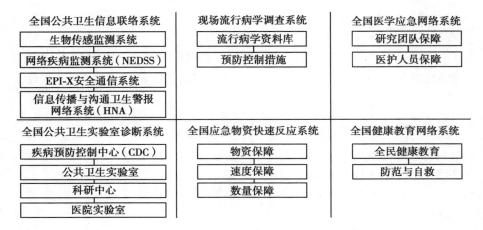

图 1-3　美国突发公共卫生事件管理系统

（二）日本公共卫生应急信息化建设

日本是自然灾害高发地区，公共事件的应急管理体系较为成熟，公共卫生应急管理体系也从属于政府危机管理体系的框架，依托其完善的通信基础设施（ICT）构成覆盖全国的防灾通信网络以及由中央防灾无线网、消防防灾无线网以及防灾相互通信网所组成的专用无线通信网，以支撑高效的应急指挥工作开展。

在专业条线，以厚生省为核心的卫生管理系统在组织内部有一套相对完善的信息收集、汇总及反馈共享机制，保障组织内部纵向信息传递渠道的畅通，并且在地方基层各部门之间共享基于大数据技术建立的应急信息管理平台，能有效防止基层由信息传递延误导致的突发应急管理失效。其主要系统为由厚生省主导、国立保健医疗科学院运营的健康危机管理信息支援系统（H-CRISIS）（图1-4）和厚生劳动行政综合信息系统（WISH）。其中H-CRISIS是跨部门、跨层级、跨地区的全国性健康危害信息数据采集及组织管理系统，各国立传染病研究所、都道府县行政部门、基层医疗机构等可以通过系统上报健康危害信息。同时H-CRISIS还会对各类健康危机事件数据进行汇总整理形成相应的事件数据库。WISH则主要用于厚生省内部的信息收集与研判，厚生省相应部门会通过WISH接收汇总H-CRISIS上报的信息并由其常设"健康危机管理对策室"进行风险评估与事件研判，将研判的意见反馈给相关上报机构,为地方提供突发公共卫生事件应急管理的指导意见。

健康危机管理信息支援系统

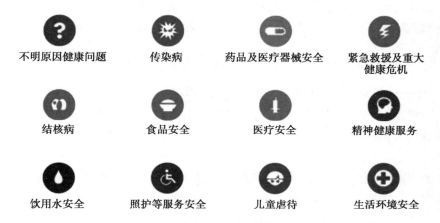

图 1-4　H-CRISIS 数据库

(三)国外传染病监测预警相关系统实践

传统传染病监测是将临床结合实验室检验的诊断信息作为主要监测来源开展,20 世纪 90 年代中后期,以早期异常征兆类信息监测为代表的非传统监测受到了更多重视,传染病监测预警类系统发展呈现出多元化趋势。

非传统监测不依赖于医生的临床诊断,数据更为多元,监测更为主动。其中症状监测是非传统监测的典型代表。症状监测通过持续收集、分析非特异性临床症状和疾病相关现象,及时发现其在时间和空间分布上的异常聚集,以开展疾病早期预警。如美国社区疫情早期监测报告系统(ESSENCE),主要监测数据包括急诊患者主诉、法定传染病报告、药物销售、学校缺课记录、急救电话量、死亡统计资料等。欧洲地区主要的监测系统为威胁追踪工具(TTT),主要开展面向媒体、学术网站、官方机构公告等途径的威胁事件舆情信息监测。

在突发公共卫生事件应对层面,多元数据监测只是基础环节,对数据进行有效分析,识别超出常态水平的异常情况并进行有效预警才是系统建设的最终目的。目前国际上常见的预警模型包括时间预警模型、空间预警模型以及时空预警模型等,如美国研究者利用前瞻性时空扫描统计量,在美国开展新型冠状病毒感染聚集性预警,帮助公共卫生部门和决策者采取防控措施和优化医疗资源分配。

同时,基于大数据和人工智能技术的多源数据预警技术也在快速发展。如 Santillana 等提出了一种基于机器学习算法的流感预警模型,可优化组合谷歌搜索、社交媒体数据、医院诊疗记录和流感样病例监测等相关数据,对流感开展更为有效的预警。这些新技术的探索有助于充分利用公共卫生大数据弥补单一数据源预警在灵敏度上的局限性,更好开展早期疾病预警。

二、我国公共卫生应急管理信息化建设现状

(一)我国传染病防控相关信息化建设现状

实现疾病防控应急工作从传统向现代化、高质量发展,必须实现手段信息化。我国疾病防控应急相关信息化建设既包含了疾控体系的信息化建设,也包含了整体医疗卫生信息化的发展,在经历 2003 年的 SARS 疫情、2009 年的医药卫生体制改革和 2016 年的《"健康中国 2030"规划纲要》发布三个关键阶段之后,正在逐步朝着智慧化、服务化的方向发展。

疾控及相关公共卫生信息化建设是与疾病防控应急体系最为密切相关的环节。自 2003 年起,以传染病网络报告系统为起点,以全民健康信息保障工程为依托,以中国疾病预防控制系统为主体的信息化建设得到了快速发展,建立了国家和省级疾控一体化业务应用平台和网络信息安全体系,形成了我国疾病防控应急防控的基本信息化框架。

截至"十三五"末,中国疾病预防控制信息系统已覆盖传染病、慢性病、健康危害因素、卫生应急、疾控综合管理等疾病预防控制主要业务领域。国家卫生健康委员会疾病预防控制局 2020 年的调查显示,全国有 8 个省(自治区、直辖市)建设了本省的传染病监测信息系统,10 个省(自治区、直辖市)已实现与国家级平台的数据交换;31 个省(自治区、直辖市)及新疆生产建设兵团建设了省级免疫规划信息系统,其中 12 个省份的系统已与国家级平台对接且正式交换数据,省级免疫规划信息系统在接种单位的覆盖率已达 82.48%;11 个省(自治区、直辖市)已建设应用省级慢性病及其危险因素信息系统;18 个省(自治区、直辖市)已建设应用省级精神卫生监测信息系统,其中 16 个省份的系统与国家级平台实现数据交换。

1. 传染病及公共卫生事件网络直报系统 2003 年以后,中国疾病预防控制中心建成了覆盖全国的传染病疫情网络直报系统,这是全国第一个"个案、在线、实时"的疾病报告信息系统,是疾控信息化的一座里程碑。2013年我国已建成全球规模最大的法定传染病疫情和突发公共卫生事件网络直

报系统,100% 的县级以上疾病预防控制机构、98% 的县级以上医疗机构、94% 的基层医疗卫生机构实现了法定传染病实时网络直报,平均报告时间由 4 天缩短为 4 小时。

2016 年开始逐步推进传染病疫情网络直报系统与全民健康信息平台/电子病历系统的互联互通,2017 年年底,北京、江苏、浙江、安徽、广东等地的 800 多家医疗卫生机构已能够通过区域信息平台或电子病历系统,实现与传染病疫情网络直报系统的直接数据交换。

在新冠疫情防控过程中,传染病疫情网络直报系统在理清新发疾病上报流程后,对于充分掌握全国疫情发展情况,实现疫情数据的公开透明起到了关键作用。

2. 国家传染病自动预警系统　为了提高全国各级疾控机构,尤其是基层医疗机构早期发现与识别传染病暴发和流行的能力,中国疾病预防控制中心于 2008 年在全国范围正式上线国家传染病自动预警系统。该系统将法定传染病监测数据作为暴发探测的数据源,将 33 种我国高度关注的且可引起暴发需要快速响应的疾病纳入预警范畴,同时还可根据各地需求将其他具备 3 年以上历史数据的疾病进行增补。系统主要应用固定阈值法和移动百分位法对全国传染病报告数据进行自动分析,一旦发现疾病异常增加或聚集信号,将主动通知当地疾控中心疫情监测人员,同时还制定了相应的应急响应流程。2009—2013 年,预警系统共探测到 32 种传染病的 1.5 万余起疑似暴发事件,调查核实暴发 5 000 余起。

中国 2010 年上海世界博览会期间,中国疾病预防控制中心与上海市浦东新区疾病预防控制中心、四川大学华西公共卫生学院、中国科学院地理科学与资源研究所等单位合作,在上海市浦东新区建立了"浦东症状监测预警系统"(Pudong Syndromic Surveillance and Early Warning System,PD-SEWS),其成套的症状监测预警工具包可直接服务于国内大型聚集性活动的公共卫生保障。

3. 其他相关信息化建设　2009 年我国启动新一轮医药卫生体制改革之后,在医改卫生信息化总体规划指引下,所有疾控条线的业务系统依托全民健康信息平台形成了统一的公共卫生疾控应用门户。

此后基于全民健康保障信息化一期工程,疾控信息化建设得到了进一步加强,按照"两级建设、多级应用、分期实施"的原则,建立了以突发公共卫生事件、疾病预防控制基本信息等为核心的 22 个监测系统,系统以国家级和省级两级建设、多级机构全覆盖应用为基础,以全民健康信息平台(区域人口健康信息平台）公共卫生业务功能模块建设为重点,强化市县两级公共卫生专业机构与医疗机构、基层医疗卫生机构等其他医疗卫生机构的业务协同和精细化管理。国家平台实现对全国业务监管信息汇总、管理和跨省区数据交换。省级统筹区域平台管理六大疾控业务应用信息,全面覆盖辖区各级各类医疗卫生机构,横向实现业务协同,纵向实现国家、省、市、县、乡、村分级信息管理。

到 2019 年年底,传染病、慢性病及危险因素、免疫规划、精神卫生、健康危害因素、疾控综合管理和爱国卫生等信息系统上线试运行,国家层面需要的疾控信息最小数据集和交换标准也已基本明确。

（二）我国公共卫生应急信息化建设现状

2003 年起,为贯彻落实党中央和国务院关于加强突发公共卫生事件应急体系和能力建设的有关精神,我国开始建设以国家级应急指挥中心、省级应急指挥系统为骨干,地市级应急指挥系统为节点的三级突发公共卫生事件应急指挥体系。原卫生部设计的卫生应急指挥系统包含 8 个子系统:运营支持系统、决策支持系统、地理信息系统、综合信息门户、系统监控与管理平台、安全管理平台、基础信息平台、数据交换平台。对于数据的需求主要包括卫生资源类数据、监测调查类数据、地理信息类数据、卫生资料类数据、社会经济类数据、维护运营类数据等。

2006 年起各省级平台建设启动,2010 年卫生部办公厅下发《关于做好地市级突发公共卫生事件应急指挥与决策系统项目建设工作的通知》及《地市级突发公共卫生事件应急指挥与决策系统建设技术指南》,三级卫生应急指挥体系逐步成型,并在"十二五"期间逐步拓展至县级卫生系统。在实际建设过程中,各省市大多偏向于以应急指挥中心、视讯会议等为核心的硬件基础设施投入,在疫情分析预警、预案管理、基于地理信息系统（geographic information system, GIS）的全景展示方面均有较大提升空间。

三、公共卫生应急领域新技术应用现状

（一）基础架构与支撑技术

1. 微服务 微服务是一种开发软件的架构和组织方法,将大型复杂系统按功能或者业务需求垂直切分成更小的子系统,这些子系统以独立部署的子进程存在,之间通过轻量级的、跨语言的同步（如 representational state transfer, REST）或者异步（消息）网络调用进行通信。使用微服务架构,将应用程序构建为独立的组件,并将每个应用程序进程作为一项服务运行。

这些服务使用轻量级应用程序接口（application program interface，API）通过明确定义的接口进行通信。

微服务是围绕业务功能构建的，每项服务执行一项功能。由于它们是独立运行的，因此可以针对各项服务进行更新、部署和扩展，以满足对应用程序特定功能的需求。

2. 云计算　云计算是一种按使用量付费的模式，这种模式提供可用的、便捷的、按需的网络访问，进入可配置的计算资源共享池（如网络、服务器、存储、应用软件、服务），这些资源能够被快速供给和释放，用户只需要投入管理工作或与云服务供应商进行很少的交互。

3. 大数据　大数据是一种在获取、存储、管理、分析方面规模大大超出了传统数据库软件工具能力范围的数据集合，具有数据规模海量、数据流转快速、数据类型多样和价值密度低四大特征。大数据技术的战略意义不在于掌握庞大的数据信息，而在于对这些含有意义的数据进行专业化处理以获取潜在的价值。换而言之，如果把大数据比作一种产业，那么这种产业实现盈利的关键在于提高对数据的"加工能力"，通过"加工"实现数据的"增值"。

4. 人工智能　人工智能是研究、开发用于模拟、延伸和扩展人的智能的理论、方法、技术及应用系统的一门新的技术科学。人工智能的目的就是让机器能够像人一样思考，让机器拥有智能。机器学习是人工智能的核心研究领域之一，专门研究计算机如何模拟或实现人类的学习行为，以获取新的知识或技能，重新组织已有的知识结构使之不断改善自身的性能。深度学习是机器学习研究中的一个新的领域，源于人工神经网络的研究，多层感知器就是一种深度学习结构，它模仿人脑的机制来解释数据，例如图像、声音和文本。

5. 区块链　区块链是新一代信息技术的重要组成部分，是分布式网络、加密技术、智能合约等多种技术集成的新型数据库软件，通过数据透明、不易篡改、可追溯，有望解决网络空间的信任和安全问题，推动互联网从传递信息向传递价值变革，重构信息产业体系。

6. 5G 技术　第五代移动通信技术（5th generation mobile communication technology，简称"5G 技术"）是新一代宽带移动通信技术，是实现人机物互联的网络基础设施。5G 技术以其大带宽、高速率、低时延、高可靠以及大连接的技术特性，全面助力人工智能、大数据、云计算、区块链、边缘计算等其他 ICT 技术发展，并承载超高清视频、无人机 / 车、机器人等对网络需求极高的新型终端,从而使得 ICT 技术及新型应用有的放矢,在公共卫生应急管理场景中发挥出更大的作用。

（二）新技术应用

在新冠疫情防控中,以大数据、人工智能、互联网为代表的新一代信息技术在应急管理的不同环节发挥了前所未有的巨大作用,也对未来重大突发公共卫生事件应急管理信息平台的建设具有一定的借鉴意义。

1. 常态化防控环节 信息技术在常态化防控环节的应用主要体现在智能化的监测预警,一方面通过智能化设备提升监测效率,另一方面通过应用大数据、人工智能技术及时预警疫情风险,助力早发现、早处置。

（1）电子哨兵监测:智能电子哨兵以智能测温技术和人脸识别技术为核心,辅以打通健康码、核酸检测、行程卡等数据,主要应用于三站一场（高铁站、地铁站、汽车客运站、飞机场）、重点场所出入口等人员流动量较大地点的防疫个人信息采集,可大幅缩短人员滞留时间,减少基层信息采集工作量。其中红外智能测温系统将红外测温和人脸识别系统相关联,并使用了基于人脸关键点检测及图像红外温度点阵温度分析算法。该算法通过人脸识别摄像头找到测试区域,将其映射到红外热感摄像头中,然后取出这片区域的温度,通过一定补偿算法来给出实际的体表温度,对体温超出一定阈值的流动人员,系统会发出异常预警。同时,红外热像仪与人脸识别摄像机联动,对智能人脸识别进行口罩遮挡模型优化,即使佩戴口罩人脸识别率也不受影响,并与体温状况对应,自动记录存档。

（2）高风险人员预警:新冠疫情防控中整合核酸检测数据、防控措施信息、个人风险行为信息、个人轨迹信息等数据,应用大数据技术,以人为中心,对个人风险水平进行分析,提前发现常态化防控中的潜在多风险叠加高风险人群,如应检未检、应管未管人群,同时结合健康码转码规则,促进个人履行防控责任。

2. 应急指挥环节 当本地出现疫情时,新一代信息技术的主要作用体现在支持精准研判和快速响应方面。

（1）大数据传播追踪:大数据传播追踪以疾病监测信息和个人轨迹信息两大类数据为核心,一方面围绕阳性病例通过大数据分析梳理感染者的生活轨迹,基于同户、同住、同工作、同场所等信息比对,锁定密切接触者、次密切接触者、时空伴随者等高风险人员,为控制传播途径抢得先机;另一方面通过对患者时间、空间的交集情况进行智能化分析,快速梳理传播链并将其可视化,助力精准锁定管控范围。

（2）疫情趋势预测：疫情期间全球多所高校、研究机构、科技公司开展了针对不同地区的疫情趋势预测，主要方法是通过融合历史趋势、问诊、人口流动、防控措施、气象、舆情等多源数据，挖掘关键的预测因子，构建智能预测模型，对不同事件范围内疫情的发展趋势进行预测，既有对疫情短期（7天）趋势的预测，也考虑到部分传染病具有潜伏期长和无症状传播的特点，实现疫情周期和长期发展趋势的定量预测。疫情趋势预测对于制订相应的防控措施，平衡社会经济生活与疫情防控需求，有较好的辅助决策作用，如可以帮助判断何时复工复产、通关通航等。

3. 防控救治环节

（1）"码"上防控：健康码是我国在新冠疫情防控过程中的典型技术创新应用，是以真实数据为基础，由个人自行网上申报，经后台审核后，生成的属于个人的二维码通行凭证。健康码一方面通过比对个人信息（如健康信息、个人基本信息、行程信息等）和防疫政策，基于转码规则，通过红、黄、绿码形式对疫情期间个人通行进行规范管理，另一方面通过扫码可快速获取个人疫情防控相关主要信息，协助开展区域疫情防控。

除以人为核心的健康码以外，以绑定场所信息为核心的场所码在后期疫情防控中也发挥了较大的作用，将健康码和场所码进行相互匹配，就可以获得不同人员在不同重点场所的行动轨迹，一旦发生疫情，对于确定传播链及风险人员有很好的作用。

（2）智能语音摸排：采用具有自然语言理解及人机交互能力的智能外呼及呼入平台，实现社区人员快速排查、高效信息通知和居民回访等功能，能独立完成与客户沟通，将呼入结果整理反馈给工作人员，最终实现信息上报自动化，协助推进疫情摸排。

除初步智能自动摸排外，智能语音技术还可应用于工作人员现场流行病学调查，采用智能语音识别结合自然语言处理技术，能快速将流行病学调查信息结构化，可以解决由防护服等因素造成的系统使用不便，提升防控效率。

（3）基于云计算的病毒基因测序：云计算的算力支持对于病毒基因测序、疫苗研发等必不可少，针对病毒样本的全基因组测序追踪已成为全国多地疫情防控的常态，新药和疫苗研发期间，也需要进行大量的数据分析、大规模文献筛选和科学超算工作。云服务可以提供 AI 算力，支持病毒基因测序、新药研发、蛋白筛选等工作，帮助科研机构缩短研发周期。

（4）远程医疗与互联网医疗：远程医疗和互联网医疗在新冠疫情防控

中突破了空间隔离的限制，为优质资源最大限度地利用，以及满足疫情防控外基本的医疗需求提供了有力支撑。

远程医疗平台通过提供远程会诊、防治指导等服务，实现基于信息技术的专家资源下沉，提高基层医疗卫生机构应对处置疫情能力，缓解定点医院诊疗压力，降低人员跨区域导致的疫情传播风险。同时还通过开展远程教育培训等方式提高基层医务人员医疗服务和个人防护能力。

互联网医疗平台在疫情防控期间通过线上诊疗、处方流转、药品配送等核心功能，满足了部分常见病、慢性病患者的医疗需求，降低其他患者线下就诊交叉感染风险。同时通过提供面向居民的新冠医疗咨询、居家医学观察指导等服务，拓展线上医疗服务空间，引导患者有序就医，缓解线下门诊压力。

（5）智能辅助诊疗：通过分析新型冠状病毒感染患者的流行病学、临床症状、实验室检查和肺部 CT 影像学的数据，结合特征工程进行特征筛选，利用机器学习技术建立适合早期鉴定新型冠状病毒感染阳性或者阴性的分类模型，鉴别高度可疑的新型冠状病毒感染患者。

在筛查阶段，使用人工智能系统可快速筛出疑似患者，提醒医生优先阅片，另外，系统基于病情严重程度自动进行疾病分级，辅助患者分诊。在诊断及随访阶段，病灶分割、图像配准及人工智能的定量分析功能，可辅助医生对病情发展趋势、治疗效果、转归情况等进行快速、精准评估。

四、我国公共卫生应急信息化面临的问题和挑战

1. 公共卫生事件监测体系仍不完善　早发现、早报告是公共卫生突发事件管理的关键环节，要实现这一目标就需要对事件早期发生信息进行全面监测，监测渠道既要包括各类医疗卫生机构，如医院、社区卫生服务中心、实验室、诊所、第三方体检机构等，也要包括与之密切关联的社会行为如药品零售、互联网问诊等，同时还要充分考虑事件发生的关联风险因素，如动植物因素、场所 / 物品因素、环境危害因素等，这些信息往往分散在不同部门的不同监测体系中。现行系统监测数据仅来源于医疗卫生机构，依靠临床医生在诊疗过程中采集；数据内容单一，仅包括患者个体基本信息、疾病名称和发病时间，缺少对早期监测预警具有重要意义的其他信息，比如症状、接触史、生活史、交通史等。这极大限制了系统对传染病的监测预警能力。

2. 多维数据整合及共享能力仍需加强　数据是精细化应对突发公共卫

生事件的基础,当前我国公共卫生体系的数据基础依然薄弱,尤其在应对新发未知疾病方面存在较大欠缺,主要体现在:第一,医疗机构数据采集方式亟待优化,数据质量亟待提升,同时数据监测覆盖面也需扩大,尤其如药店、诊所、互联网等新型数据来源覆盖不足;第二,数据整合治理能力有待提高,公共卫生事件应急管理所需数据呈现出多元多模态异构特点,目前在数据降噪、缺失值补全、术语归一、专题库构建方面均缺乏相应的标准;第三,数据共享机制有待建立,数据共享是重大突发公共卫生事件应急管理过程中跨部门跨机构业务协同的支撑,目前无论在平时的监测预警预测还是在战时指挥调度处置环节均缺乏成体系的跨部门的数据交互标准及有效的互联互通机制。

3. 深度数据分析及支持决策能力较弱 突发公共卫生事件具有高度的不确定性和信息复杂性,深度数据分析及决策支持能力覆盖重大突发公共卫生事件管理全过程,目前我国公共卫生事件应急管理的信息化建设在数据深度分析能力上基本处于刚起步阶段。

在"早发现"的环节中,对于所有监测信息进行分析判断,形成多点触发、综合评估的事件风险预警体系,是真正实现"早发现"的核心,现行预警系统基于对临床确诊病例数据的分析,缺乏对于多元大数据的分析能力,预警模型以不具学习能力的确定型模型为主,只能以出现聚集性疫情"苗头"为预警"起点",预警时间关口明显滞后,也限制了对新发和突发传染病监测预警的发现能力。

在事件处置环节,精准快速的决策指挥调度能力有赖于有效的数据分析支持,这一能力应至少包含三方面内容:一是对事件发展趋势的预判,并从中推导出资源需求;二是对现有响应资源现状的掌握,包括人、财、物资源和政策措施资源;三是对需求和资源进行有效匹配,并能对其有效性进行推演预估。从这三方面衡量,当前智能化辅助决策能力仍处于起步阶段。

4. 防控救治处置调度数字化能力仍需加强 大型突发公共卫生事件的指挥调度涉及纵向多层级、横向多部门的协调调度,对指挥过程的实时性、协同性、透明度都有极高要求,同时还需要能够实现应急指挥全过程的闭环管理。重大突发公共卫生事件应急管理需要政府、社会、公众、专业机构多方协同,开展有效的防控救治工作。目前公共卫生应急管理在防控救治方面的信息化建设一方面不够完善,另一方面也比较碎片化,在突发事件发生时难以开展有效业务协同,主要包括:第一,以分级诊疗为核心的医医协同仍需进一步落实,远程医疗虽然覆盖率较高但实际投入使用率依然较低;第二,院前院内的防控协同仍待加强,无法形成院内院外的闭环管理;第三,缺乏有效的面向防控一线的联防联控工具,影响实际工作的开展;第四,缺乏面向公众及重点社会单位的医防结合工具,不利于居民的自我防控以及后续的复工复产;第五,全流程的智能化支持仍未建立,在医疗服务需求爆发式增长的情况下,难以快速提升体系的服务能力。

第二章

平台总体内容

如同 2003 年 "SARS" 疫情推动了我国公共卫生应急管理体系的建立一样,新型冠状病毒感染疫情作为新中国成立以来传播速度最快、感染范围最广、防控难度最大的重大突发公共卫生事件之一,对我国未来公共卫生应急管理体系及其信息化建设也将产生极为深刻的影响。其中强化信息技术在面对新发传染病从未知到已知,从隐匿传播到疫情暴发再到常态化防控全过程中的支持作用,将是重大突发公共卫生事件应急管理信息平台建设的重点。

从业务层面看,以"早发现、早报告、早隔离、早治疗"为方向,以全方位的公共卫生大数据为依托,开展基于大数据、人工智能等先进技术的智能预警、精准预测、业务协同联动,构建智慧化、一体化的疾病防控应急体系,实现"先知、先决、先行"。

第一节 平台建设思路

一、平台建设需求分析

重大突发公共卫生事件应急管理信息平台建设,要在总结新冠疫情防控经验的基础上,面向已知传染病以及可能发生的新发未知传染病,实现多病共防,支撑未来各类重大突发公共卫生事件的应急管理业务。

1. 夯实突发公共卫生事件应急管理数据基础的需求 构建全面的公共卫生应急管理大数据体系,是实现科学精准防控的基础。建立完善的公共卫生应急数据体系,一是要持续提升医疗卫生体系专业数据的完整性和及时性;二是要围绕事件与场景,建立统一的跨部门数据交互标准和多元化的数据共享机制;三是要充分利用互联网、物联网等新一代信息技术手段持续拓展数据监测覆盖范围;四是要强化数据安全体系建设,尤其要保障涉疫个人隐私数据及其他敏感数据的安全性。

2. 构建突发公共卫生事件应急监测网络的需求　关口前移,预防为主,建立对于突发公共卫生事件暴发风险的综合预警能力:一是要建立以事件风险为重点的监测体系,一方面强化医疗卫生机构"哨点"的监测作用,另一方面围绕公共卫生事件特点,通过跨部门联动,拓展药店、学校、重点场所、网络媒体等社会监测渠道,构建全方位的监测网络;二是要建立以应急资源为重点的监测体系,包括卫生健康专业体系资源,如医疗服务资源、疾病防控资源,也包括跨部门相关的物资资源、其他社会力量等;三是要建立更为广泛的跨部门数据共享交换能力,一方面进一步补充事件风险与应急资源监测,另一方面建立以防控事件处置为核心的跨部门任务跟踪闭环。

3. 建立智能化预警与辅助决策能力的需求　重大公共卫生事件应急管理体系是典型的多部门联动、多场景叠加、多任务协同的复杂体系,只有构建数字化、智慧化的决策支撑体系,才能实现科学精准防控。一是要建立重大突发公共卫生事件的预警能力,以公共卫生专业知识为基础,充分利用人工智能及大数据技术,通过多维数据分析发现潜在风险;二是要做好围绕疾病发生发展的专业研判,实现对于疫情发展趋势、输入输出风险的提前预测,并对可能产生的资源需求进行预判;三是要以综合防控措施为核心,建立动态决策效果评估能力,在应急响应过程中,能结合事件趋势研判、资源现状、应急措施(法律法规/预案/方案)提供有效的决策建议,并对给出的建议进行效果评估,帮助决策者开展决策。

4. 提升应急指挥响应与处置能力的需求　提高突发公共卫生事件应急响应能力的关键在于能够动态掌握事件全局,并实现指令快速精准下达与及时反馈。要实现这一目标,一是需要对事件的多维度信息进行全面整合,并能根据指挥调度需求对信息进行灵活的可视化展示,实现"一屏览全局";二是要统一全省(区、市)的应急指挥通路,做到全省(区、市)一套体系分级使用,并且能与各相关业务部门的指挥调度系统实现数据共享与业务协同,形成纵向到底、横向到边的应急指挥网络;三是要补齐当前指挥调度的短板,对于应急物资管理、基层应急处置等需要多部门协同的环节,加强数字化能力建设。

5. 专业防控与联防联控衔接的需求　虽然公共卫生事件有较强的专业属性,但是在应急管理过程中需要开展多部门协同的联防联控,因此在平台建设过程中,需要考虑不同部门的特性及其责任,既要充分发挥卫生健康部门在疾病研判、防控救治方面的关键作用,同时也要做好横向跨部门数据互联互通与联防联控业务协同。

二、平台总体设计思路

依托全民健康保障信息化工程,从省级统筹角度出发,强化数据应用能力,以横向联动、纵向贯通的立体化公共卫生大数据网络为支撑,以多维度综合数据挖掘为重点,以智能化预警预测能力为枢纽,有效衔接平时常态化、多点多渠道监测与战时智慧决策指挥与防控救治,实现突发公共卫生事件应急管理的"先知、先决、先行"。

1. 多点多渠道监测,事件风险"先知"　构建"3+1"的多点多渠道监测网络,即以突发公共卫生事件为核心的危险源监测、健康风险信息监测、社会信息监测三大维度,以及以应急响应为核心的应急资源监测。通过多点多渠道监测网络的构建,实现健康风险一网全监测,资源风险一屏知家底,从而实现全方位的突发公共卫生事件风险"先知"。

2. 智能预警预测,事件趋势"先决"　以事件趋势研判为核心,构建"知识 + 数据"双轮驱动架构,一方面结合本地经验构建公共卫生应急知识库体系,另一方面基于历史健康医疗大数据提升智能预警预测能力。在事件早期快速识别风险,同时强化对新发、未知事件的预警能力,实现早发现、早处置;在事件发展阶段,提前研判发展趋势、影响范围、资源需求,实现对突发公共卫生事件发展趋势研判的"先决",大幅提升决策的及时性和精细化程度。

3. 智慧应急响应,事件响应"先行"　以平战结合为理念,首先构建"三个一"功能体系,形成上传下达、下行上知、精准决策的闭环,实现重大突发公共卫生事件的高效指挥与快速响应。同时对防控救治环节中的信息化断点进行系统梳理和填平补齐,帮助形成政府部门、卫生机构、企业组织、家庭个人联动一体的智慧应急响应处置模式。

三、平台设计要点

(一)构建灵活的监测数据体系

1. 以现有平台为基础快速构建核心监测渠道　在多点多渠道监测体系中,医疗机构是最为核心的监测渠道,尤其是临床过程数据的主动监测,既是对现有传染病上报渠道的最有效补充,也是对疾病早期预警最有价值的数据。但是对医疗机构数据的采集难点有二:一是区域医疗机构众多,信息化建设水平和数据标准各异;二是预警对于数据实时性要求较高,一般延时不能大于 2 小时,目前以全民健康平台为代表的数据采集渠道多为 T+1 采集,难以达到时效性要求。卫生信息化基础较好的地区,可以在全民健康信息平台基础上优化采集手段,根据数据采集需求进行相应的接口改造,拓展面向医疗机构采集个人健康档案数据 / 临床电子病历数据,并提升采集时效性。在无法通过全民健康信息平台获取医疗机构数据的情况下,也可将智能采集模块下沉至医疗机构前置机,自动抽取必要的监测数据,进一步实现数据采集实时性和完整性。

2. 构建灵活采集工具快速覆盖各类平台　在面向社会监测对象时,其数据通常分布于不同平台,需要实施更为灵活的采集策略。从系统设计角度需建立互联网、物联网、政务网和移动通信网等多平台应急数据采集标准,支持实时自动同步、按需临时调用、智能表单手工上报、互联网自动爬取等多种数据上报方式,提升数据采集效率。另一方面,各类采集工具均可联动知识库体系,根据不同事件防控需求自动配置相应的采集内容,提升工作效率。

3. 逐步推进跨部门数据互联互通　除医疗卫生机构外,突发公共卫生事件各类数据还分散于各部门及其管辖的各类机构,因此逐步推进跨部门数据互联互通对拓展监测渠道有重要意义。一方面充分发挥省(区、市)政务大数据平台的跨部门数据整合作用,由疾控部门提出跨部门数据共享需求及应用场景,建立接口技术标准和共享授权应用的配套标准,形成数据的共享保障机制。另一方面依托省级疫情防控指挥部,以新冠涉疫数据整合为抓手,逐步建立面向更为广泛的突发公共卫生事件应急的数据共享机制。

(二)建设多源大数据智能分析能力

1. 强化智能化的综合数据治理　设计多层级的综合数据治理方法。一是智能化的数据清洗。在基于清洗规则针对单一字段内容进行清洗、基于关联字段内容之间的依赖或限制条件对相关字段内容进行清洗的基础上,运用人工智能技术对异常数据进行自动识别处理并对缺失值进行智能填充,进一步增加数据可用性。二是数据结构化。应用基于多任务及层级化神经网络模型的文本分类引擎,实现高准确度的医学文献多标签分类；应用融合深度学习以及知识图谱技术的信息抽取引擎，实现高精度的实体、关系及属性抽取。三是数据标准化。应用基于交互型深度卷积神经网络的文本匹配引擎并融合模板和术语集，实现高精度的文本标准化匹配。

2. 建设综合数据分析洞察能力　由于人工智能模型的构建受现有数据基础约束较大，单纯的人工智能解决方案并不能完全覆盖实际业务需求，因此平台开辟"知识＋数据"双轮驱动的大数据分析洞察能力建设路径。基于省级/地市级全民健康信息平台现有数据，结合海量经典文献、指南、法律法规、案例等，构建本地化基础医学知识库和应急防控知识库，关联相关规则管理，形成基于知识的预警预测体系。同时，对于高发的、有丰富历史数据的事件（如数据量较大的症候群，流感、手足口等高发传染病），构建相应的人工智能预警预测模型，结合多点多渠道监测网络的实时监测数据，开展基于人工智能的预警预测体系构建。在此路径下，既能充分发挥人工智能在大数据预警预测方面的作用，又能最大程度兼顾偶发性公共卫生事件的预警预测需求，从而形成较为全面的面向公共卫生应急管理的智能分析能力。

3. 建立智能模型评估优化机制　从过程规范维度，按照"数据集构建、回顾性验证、前瞻性验证、专家评价"的标准步骤对模型构建进行规范。其中回顾性验证和前瞻性验证是关键步骤。回顾性验证即基于历史数据构建测试数据集，对比模型预警预测结果与实际事件态势的差异，以在上线前对模型的准确性进行评估。前瞻性验证即系统上线实测，通过实际监测数据开展预警预测，将其结果与未来发生的实际结果进行对照，来进一步验证模型的准确性。在过程规范的基础上，一定程度上解析神经网络工作机制，如将深度神经网络中特征层进行可视化，自动提示网络决策过程中的关键区域，进一步提升智能模型的可解释性。

（三）系统部署与业务联动

1. 两级部署纵向到底　基于突发公共卫生事件应急管理全省（区、市）防控一盘棋的业务需求，同时也考虑地市、区县个性化业务应用需求，从省级统筹角度通过一套系统、一个标准、全面覆盖，实现多维监测数据、预警预测结果、资源调度信息的互联互通。总体采用省级建设，省级、地市级两级部署，省级、地市级、区县级三级应用的架构。

省级平台负责省级公共卫生应急数据需求整合、全省（区、市）应用功能的顶层规划设计与建设、省级层面跨地市预警预测分析以及全省（区、市）应急资源监测与防控调度统筹；同时省级平台应配套相应的数据标准与业务协同规范。

地市级平台负责配套相应环境部署省级统筹建设的功能，负责辖区范围内的监测预警、预测决策支撑与防控调度等，同时基于地市级全民健康信息平台横向统筹地市级跨部门数据互联互通。地市平台在省级功能基础上自建的个性化应用如需要也应按统一标准进行对接。已经自建公共卫生应急管理相关系统的地市，可按照省级公共卫生应急决策指挥系统的统一标准与省级平台实现对接。

区县原则上应用地市部署的相关应用，所有自建个性化应用系统如需要应按统一标准与地市级系统对接。

在此基础上，以省市两级为核心，开展纵向业务协同。多点多渠道监测方面，地市级平台需根据省级规定的数据共享规范与省级平台同步相关监测数据，同时省级平台也应根据地市需要向地市级平台开放其属地的省级统筹监测数据。在预警预测方面，地市级平台在业务协同方面应遵循省级平台预警分级规则与省级平台同步本辖区的预警信息，对于省级平台下发的预警信息，地市级平台需根据规范反馈相应的预警处置信息。应急指挥方面，地市级平台需根据规范向省级平台上报值班表、应急事件接报及处置信息，对于省级平台下发的指挥调度指令，各地市级平台需根据规范进行接收并反馈事件处置的进展情况。

2. 跨部门联动横向到边

（1）以监测预警为核心的平时联动：平时的业务联动主要集中在多点多渠道监测网络的有效运行和必要预警信息的同步。在各省疾病预防控制局相继成立后，内部主要业务联动部门为省级疾病预防控制局的监测预警部门和应急处置部门，省级突发公共卫生事件应急管理信息平台的建设的智能预警预测分系统主要面向监测预警部门提供服务端，以支撑日常疾病监测预警工作，相关监测预警信息及预警处置结果会同步至面向应急处置部门的应急子系统相关服务端，支持将经核实的预警信息一键同步进行事件上报，进入应急响应流程。

外部主要业务联动部门为省教育行政部门、民政部门业务相关部门，主要涉及相关预警信息及处置的同步，如学校、养老机构等重点场所监测异常数据同步等。

（2）以预测决策与指挥调度为核心的战时协同：当出现需要应急响应的公共卫生事件时，在平时业务联动的基础上，内部将加强疾病预防控制局与卫生健康行政部门各业务处室的联动，提升事件预测与辅助决策的专业性和高效性，同时在大型突发公共卫生事件中，相关预测决策信息也会同步至省级应急指挥部、省级应急管理部门等相关部门的业务系统。在指挥调度方面，内部重点与疾控中心应急作业体系、省级120急救中心、重大疫情救治基地的业务进行联动，相关系统均需实现对接。外部重点与省级应急指挥部（必要时）、省级应急管理部门和公安部门相关系统进行对接，包括重大突发公共卫生事件的联防联控，以及开展其他公共安全事件的紧急医学救援。

第二节　平台建设内容

一、总体业务流程

重大突发公共卫生事件应急管理信息平台分为三大子平台，即多点多渠道监测、智能预警预测和智慧应急响应，其中，智慧应急响应由智慧决策指挥和智慧防控救治两个系统构成。平台首先通过构建多点多渠道监测网络，获取各防控救治机构（哨点）的重点监测信息。监测数据经过智能医学数据处理形成相应的分析专题库，并基于知识图谱和智能算法模型实现输出智能预警预测功能，包括智能预警、智能预测和辅助决策。当事件发生时，监测、预警、预测、辅助决策信息均会进入智慧应急响应子平台中的智慧决策指挥系统，一方面进行面向应急管理的全景化展示，另一方面帮助决策人员通过参考预警预测信息，快速形成调度指令，并通过决策指挥系统形成上传下达；相关智慧决策信息进入智慧防控救治系统内的各个为一线防控救治人员提供排查、流行病学调查、管控、转运、救治闭环的防控救治业务系统，一方面提升防控救治效率，另一方面将重要过程节点数据纳入多点多渠道监测体系，实现数据、业务双闭环。（图2-1）

二、平台功能架构

重大突发公共卫生事件应急管理信息平台由一个防控大数据体系、一个防控智能引擎以及三大智能应用共同构成（图2-2）。

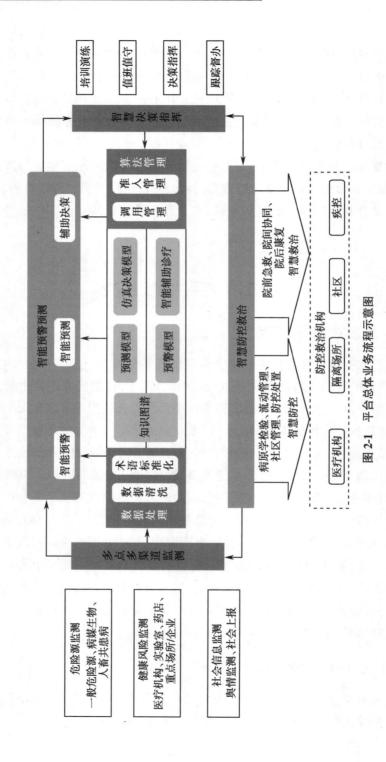

图 2-1 平台总体业务流程示意图

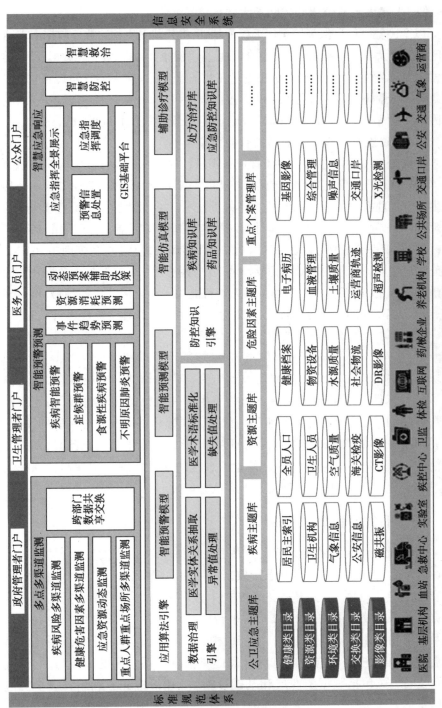

图 2-2　平台功能架构示意图

（一）建设全方位感知的防控大数据体系

以全民健康信息保障信息化工程为基础,将公共卫生相关业务数据需求纳入区域健康大数据体系进行全面整合梳理,分为健康类数据、资源类数据、环境类数据、交换类数据等,构成资源数据湖。在此基础上面向重大突发公共卫生事件应急管理场景构建相应的主题库和专题库,如疾病/事件主题库、资源主题库、风险因素主题库、重点个案主题库等,为上层业务应用提供相应的数据支撑。

（二）建设全流程支撑的防控智能引擎

面向公共卫生应急管理全流程业务需求,以能力开放为理念,构建数据治理、知识图谱、智能模型三位一体的防控智能支撑引擎。数据治理引擎面向公共卫生应急管理需求,依托智能医学文本处理技术,对防控大数据进行持续深度的治理,并形成可分析、可共享的防控数据资产,是防控智能支撑引擎的基础环节;防控知识引擎主要包含多维的医学知识图谱和公共卫生应急管理知识库,形成公共卫生应急管理的基础知识支撑体系;应用算法引擎在防控大数据和知识图谱的基础上,依托各类数学模型和人工智能技术综合构建疾病预警、疾病预测、仿真决策、辅助诊疗等多种模型,对公共卫生应急管理全流程进行赋能。

（三）建设全场景覆盖的智能应用体系

智能应用体系涵盖多点多渠道监测、智能预警预测、智慧应急响应三大板块。其中多点多渠道监测实现被动监测与主动监测的有机结合,初步构成了从临床医疗服务到重大突发公共卫生事件监测的闭环管理,构建跨部门数据联动机制;智能预警预测利用智能化预警和预测技术对疾病的发生、发展和服务资源消耗趋势进行提前研判,并形成智能化的动态预案,支持实施精准决策;智慧应急响应通过各业务系统的建设实现从指挥调度到一线处置的管理闭环,提升区域公共卫生应急管理效率。

三、平台关联架构

与省级统筹建设的重大突发公共卫生事件应急管理信息平台关系较为密切的平台主要包括:需向上进行数据对接的中国疾病预防控制信息系统、国家公卫应急指挥系统、国家疫情防控管理平台等国家级平台;需向下开展数据同步及业务协同的地市级相关平台或系统;需在省级层面开展数据采集及业务协同的医疗卫生机构、疾控机构、其他委办局相关平台或系统。另外需要特别重视平台与现有省级全民健康信息体系之间的衔接与融合,其平台支撑层(包括数据资源层和基础设施层)建设应充分利用省级全民健康信息体系筹建设的已有资源进行拓展。具体如图2-3所示。

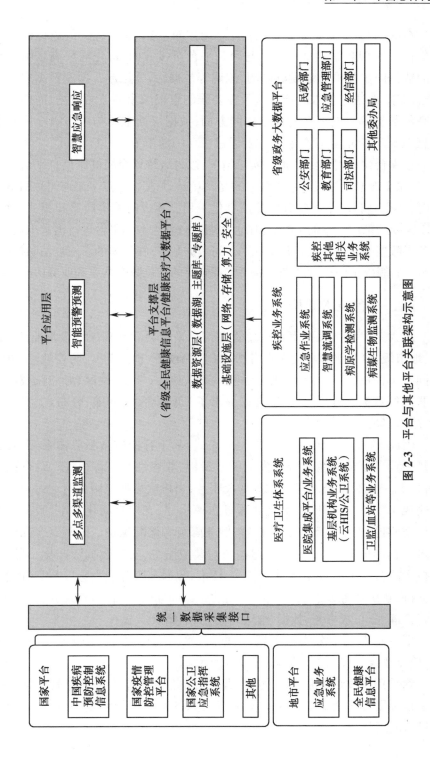

图 2-3 平台与其他平台关联架构示意图

在纵向与国家级及地市级平台对接方面,主要通过统一的数据标准和采集接口实现数据共享。向上与国家平台对接方面,首先需要满足国家平台的数据同步要求如症候群监测、流调等数据,另外还涉及国家数据向省级平台回流,如法定报告的传染病及需要强制直报国家的监测数据、需要跨省协查的数据等。向下在与地市协同方面,数据层面主要与地市级全民健康信息平台开展对接,业务层面主要通过平台的地市节点进行协同。

在平台建设时应结合地方实际情况,以省级统筹全民健康信息平台为基础,首先实现卫生健康体系内数据的互联互通,尤其在多点多渠道监测网络构建时,要充分利用全民健康保障信息化工程已建成的采集通路和相关系统;对于需要跨部门共享的数据,原则上先通过政务大数据平台进行需求申请,由政务大数据平台进行汇聚并实现平台间数据共享;在具体的新冠疫情防控中,平台与省级疫情防控管理平台需要实现必要的涉疫数据共享和业务协同。

四、平台技术架构

重大突发公共卫生事件应急管理信息平台会涉及多层级全量监测[省级、地市级、区县级多项复杂业务协同(监测预警、预测调度、防控救治、资源协同等)],海量各类非标数据(医院、诊所、药店、学校、社区、海关、运营商、互联网等数据)融合,对信息支撑提出了"低耦合、可伸缩、分布式、安全可靠、高可移植性"等要求。

因此,在平台设计中建议采用分布式、基于容器的微服务体系架构,保障复杂业务下的系统升级及发展的平滑性、兼容性和可移植性。结合技术中台(统一的公共技术模块抽离形成服务,当再次需要该服务时通过接口调用完成),支持全栈开发,实现微服务快速构建,支持自动化运维、服务治理和调度监控,支持自动扩展和扩容、服务降级和熔断保护。同时聚合和治理跨域数据形成数据中台,将数据抽象封装成服务,实现数据资产化。最终,当技术前台实现业务功能时,底层的技术、数据等资源能力会以产品方式提供支持,解决业务发展及运营中应用的生命周期管理、容器管理、服务治理、配置管理、分布式事务、数据化运营等方面的痛点。

平台自下而上分为接入层、数据层、平台支撑层、应用服务层、安全网关、单点登录和展示层,具体如图2-4所示。

除采用基本的微服务架构外,重大突发公共卫生事件应急管理信息平台建设需要充分考虑短时间内高并发带来的系统运行问题,并在技术架构上进行底层优化。

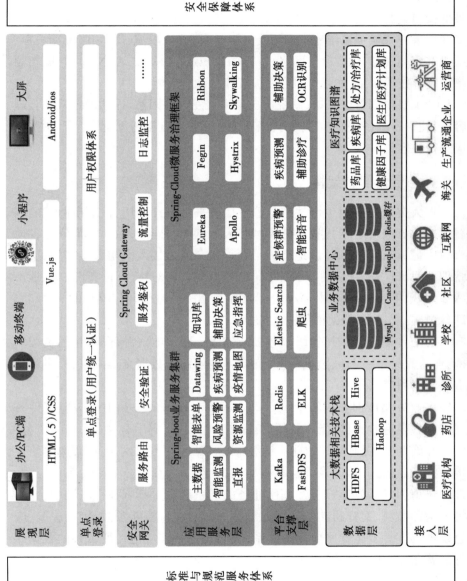

图 2-4　平台技术架构示意图

（1）对于访问量高的应用，应适当将前台访问功能与后台生产管理功能分离，同时提供多种用户访问方式，以保障系统稳定运行。

（2）向外部系统提供数据，应采取非实时批量导出数据方式；要对内、外部接口进行分类管理，当外部接口故障时，可通过采取停止或减少外部接口调用等方式避免系统稳定运行受到影响；可采取限流、排队、服务端缓存、手机客户端缓存、内容分发网络（content delivery network，CDN）、用户刷新频率限制等技术措施，加强应对突发尖峰流量冲击的能力。

（3）要根据常住人口、系统历史最大并发数等因素，评估确定系统合理容量，使平台具备快速扩容能力，当系统实际并发流量超过设计容量 70% 时应进行扩容。

五、平台部署架构

重大突发公共卫生事件应急管理信息平台设计采用省、地市两级的部署形式。省级平台依托省级健康医疗大数据中心建设，纵向向下依托各地市卫生健康行政部门建设地市级平台。横向通过接入端与公安部门、交通管理部门、口岸检疫部门、互联网公司，以及运营商对接，真正实现"省、地市两级部署，横向协同应用"格局。部署结构由省平台端、服务端、市平台端三部分组成。平台部署架构如图 2-5 所示。

省平台端部署依托省级政务云或健康云服务器资源部署，包括负载均衡、业务系统、中间件、数据库等，支持弹性伸缩的数据交换共享，提供数据资源治理和存储。

从业务角度对全省（区、市）单个或多个地市的公共卫生应急事件开展多点多渠道监测、智能预警预测、智能决策指挥，集中全省（区、市）资源，科学开展调度，提升防控效能。省级中心网络采用互联网、专网隔离网络架构。将药店监测、诊所及体检机构监测、社会渠道突发公共卫生事件监测、社会渠道因病缺勤监测等互联网业务的子系统主要部署在互联网中台中；将危险源监测、医疗机构临床症状监测、智能预警、智能预测、辅助决策、应急指挥调度等卫生专网应用的子系统部署在专网区；应用所依赖的数据库都部署在专网区，保证数据库网络安全，统一由基础设施建设方提供并统一维护。对于分布式文件、地理信息系统（geographic information system，GIS）服务、分布式全文检索引擎（elastic search，ES）等无法部署在容器化的组件，采用非中台方式部署和维护。互联网中台应用和专网中台应用通过中台网关双向通信。地市级节点部署分为两种情况：①针对已建设系统的节点部

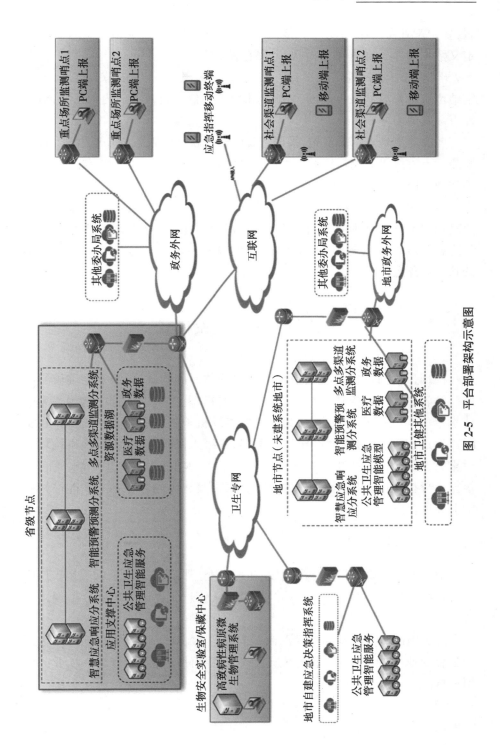

图 2-5 平台部署架构示意图

署,要定义业务规范与功能对接,包括省市预警规则、处置流程、指挥协同;定义数据规范与数据采集对接,监测范围、统一资源目录;向地市级平台部署/开放智能服务,地市级平台可调用。②对未建设系统的节点部署,要确定地市选择部署的服务范围,对接地市级卫生健康行政部门内部系统,对接地市级其他委办局系统。

各类监测哨点部署实施,采用省集中云化软件即服务(SaaS)模式,各类监测哨点直接将监测数据采集/上报省级平台,省级平台对地市级平台开放该类哨点监测数据。

为保障系统稳定运行,对于在政务外网运行的系统,应全面排查防火墙、负载均衡、接入服务器等政务外网与公网之间的网络配置,消除网络瓶颈隐患。应具备冗余的网络链路,必要时建立专用的公网链路,与政务网上的其他业务进行流量隔离。

第三节　平台建设模式

根据目前我国突发公共卫生事件指挥体系的构成,各级卫生健康行政部门和各级人民政府协同构成不同级别的指挥主体,以疾控机构为代表的技术单位构成技术支持体系,为相应的指挥机构提供专业技术支持。在实际建设过程中,各级卫生健康行政部门、各级人民政府、各级疾控机构均会对重大突发公共卫生事件应急管理信息平台的功能设计产生影响,平台将根据主导机构的不同呈现出多种建设模式,其建设内容在基本功能框架基础上会呈现出不同特点。

一、卫健统筹模式

卫生健康行政部门主导的建设,在理念上会将重大突发公共卫生事件应急管理纳入区域卫生健康体系发展,因此从信息化建设的角度会呈现以下特点:

(1)以区域全民健康信息平台/健康医疗大数据平台为基础,开展数据的整合与业务的协同,将重大突发公共卫生事件应急管理作为一项业务应用进行设计。

(2)监测预警板块更关注卫生健康体系内的监测数据整合,尤其是医疗机构临床数据与公共卫生监测数据的闭环。

（3）防控救治板块的建设将与区域卫生健康信息化建设现状及发展需求密切结合,成为医疗服务及公共卫生服务"补短板"的重要组成部分。

二、疾控统筹模式

疾控机构主导的建设,从理念上会将重大突发公共卫生事件应急管理纳入疾控业务整体建设,因此从信息化角度会呈现以下特点:

（1）将重大突发公共卫生事件应急管理信息平台纳入"数字疾控"整体发展范畴。一方面平台建设会强化疾控特色的业务应用,如实验室管理、流行病学调查、个人疾病档案（EDR）管理等模块,另一方面需要实现与区域全民健康信息平台之间的数据共享与业务联动。

（2）平台建设体现疾控体系的专业性。监测方面会首先对现有疾控监测网络进行完善,如提升传染病上报效率和准确性,其次更多从疾病预防控制角度拓展监测网络,重点开展健康危害因素相关监测。数据应用层面,疾控统筹的平台将在主题库建设、防控知识体系构建、智能模型构建、预警预测机制构建方面体现其专业性特点。

（3）防控救治环节更强调疾控自身业务需求。疾控应急作业、流行病学调查是疾控系统在防控救治环节的两大抓手,平台建设注重提升相关业务系统的智能化水平,如通过大数据和人工智能辅助流行病学调查开展、强化疾控应急作业的闭环管理等。

三、政府统筹模式

各级人民政府／防控指挥部主导的建设,从理念上会将重大突发公共卫生事件应急管理纳入区域整体应急体系建设／整体智慧城市建设范畴,因此从信息化角度会呈现以下特点:

（1）具备较强的跨部门数据整合能力。以区域大数据中心为支撑,根据业务需求汇聚各部门相关数据,并配套相关政策制定跨部门数据共享机制以保障平台可持续性,"一网全监测"的特性较为显著。

（2）具备较强的跨部门资源调度能力。指挥调度网络不局限于卫生健康体系内部,需要与公安、交通、应急管理、经信等部门相关系统之间实现互联互通,同时重视基于联防联控机制的风险闭环管理功能。

（3）更为关注防控决策科学性。在对现状进行全方位动态掌握的基础上,关注事件发展态势的预判以及防控效果的评估,从而加强决策的科学性和精准性。

四、建设模式示例

新冠疫情以来,全国各地陆续开展公共卫生应急管理相关平台或业务系统建设,各种建设模式也在抗疫实践中得到验证,为疫情常态防控形势下的信息平台建设提供了参考。重大突发公共卫生事件应急管理信息平台建设模式见表 2-1。

表 2-1　重大突发公共卫生事件应急管理信息平台建设模式

案例名称	建设模式	建设特点
湖北省公共卫生应急决策指挥系统	卫健统筹模式	1. 系统整体支撑依托于湖北省健康医疗大数据中心,数据整合、知识库及智能模型构建均依托于省健康医疗大数据中心支撑中台建设,系统对于业务应用架构和集成有较高要求。 2. 多点多渠道监测覆盖范围较广,包含卫生健康体系内部数据和外部多部门数据但重点仍集中在疾控及医疗机构数据采集,尤其充分利用了卫生健康委已建的医疗服务智能监管系统的数据采集通路,以实现监测网络的快速覆盖。 3. 指挥调度方面强调公共卫生应急专业队伍与现有医疗救治网络的资源协同,包括统筹考虑国家重大公共卫生事件医学中心(依托华中科技大学同济医学院附属同济医院)、区域重大疫情防控救治基地,以及与日常可调动的医疗卫生资源对接。
广东省智慧化多点触发疾病防控预警系统	疾控统筹模式	1. 疾控系统主题数据库:重点采集疾控部门内部系统数据以及广东省疾病预防控制中心 35 家哨点医院临床数据,其余数据均通过数据共享交换方式通过外部平台获取。 2. 辅助决策分析平台:应急处置协同部分以疾控部门应急作业(EOC)功能为主,资源调度以疾控部门内部人员、物资为主。数据统计分析同时满足疾控部门日常数据分析需求。联防联控支撑部分主要提供以知识库为核心的辅助功能。 3. 疾控业务综合管理平台:以支撑疾控部门日常工作管理需求为主,主要建设内容包括实验室综合管理系统、检验管理系统、内部业务及人财物管理相关支撑系统。

案例名称	建设模式	建设特点
武汉市公共卫生应急指挥与疫情数据应用系统	政府统筹模式	武汉市系统虽最终建设主体为武汉市疾病预防控制中心,但其主体功能成型于新冠疫情期间,主要统筹方为武汉市疫情防控指挥部,因此呈现出政府统筹特点。 1. 在数据采集范围方面,除卫生健康体系内部数据之外,横向采集了 23 个相关委办局的数据,并由市政府统筹监督数据质量控制。 2. 应用系统建设方面,包含社会防控功能需求,如复工复学管理系统、社会基层联防联控管理系统等。

第三章

多点多渠道监测

公共卫生事件预警的敏感性主要取决于所用监测数据来自事件发生、发展的哪个节点。例如，采用影响传染病发生发展的社会和自然因素数据、传染病相关症候群或疑似病例的数据有助于提高传染病监测预警的敏感性。实现预警数据的多元化、集成化有助于实现预警系统准确性、敏感性和及时性的同步提升。2020 年 6 月 2 日，习近平总书记在专家学者座谈会上强调：要把增强早期监测预警能力作为健全公共卫生体系当务之急，完善传染病疫情和突发公共卫生事件监测系统，改进不明原因疾病和异常健康事件监测机制，提高评估监测敏感性和准确性，建立智慧化预警多点触发机制，健全多渠道监测预警机制，提高实时分析、集中研判的能力。

多点多渠道监测是重大突发公共卫生事件应急管理的首要关键环节和重要手段。多点多渠道监测的"多点"和"多渠道"都体现出一个"多"字，具体来说有以下含义。

"多点"是指公共卫生应急事件监测点也就是哨点多，监测点涵盖卫生健康体系各级相关医疗卫生机构（公立二三级医院及社区医疗卫生服务机构、民营医院及诊所、体检中心等）、各级疾控中心实验室等重点场所，同时延伸到公共卫生事件多发的机场、车站、学校、大型商场、农贸市场、旅游景点等重点场所，以及出入境人员、乘客、学生、游客等重点人群，真正实现监测网络的全覆盖。

"多渠道"体现在监测数据来源于多种渠道，其中卫生健康体系内部以医疗健康内部数据为核心，数据源是全民健康信息平台等卫生健康与疾控中心现有系统，采集的数据包括各级医疗机构诊疗信息、体检信息、疫苗信息、人口信息、医疗行为信息、舆情信息、传染病报卡信息病原学监测信息、健康危险因素监测信息、公共卫生事件处置信息、急救信息、血液库存信息等；卫生健康体系外部监测渠道的建立相对比较复杂，虽然监测内容是公共卫生相关信息,但监测对象的主管部门并非卫生健康行政部门,如药店以及大量的重点人群、重点场所均分属不同的行政管理部门,一般来说,跨部门采集监测数据涉及的部门包括但不限于公安部门、气象部门、市场管理部门、教育部门、医保部门、商务部门、经信部门、司法部门、网信部门、海关、民航部门、铁路部门、海事部门、交通运输部门、文旅部门、通信管理部门、民政部门、侨办、台办、外办、住房和城乡建设部门、红十字会、农业农村部门、林业部门、自然资源部门、生态环境部门、应急管理部门、综合救援部门等政府各部门。

多点多渠道监测网络的建设,凸显了公共卫生事件特别是重大突发公共卫生事件监测的复杂性、多源性和异构性,是平台建设的基础部分。

第一节　多点多渠道监测设计思路

对于诸如新型冠状病毒感染暴发等重大突发公共卫生事件来说,通过早期的监测,实现"关口前移"是提升重大突发公共卫生事件应急管理和保障人民群众生命健康安全的重要措施。多点多渠道监测网络的构建,打通跨部门、多渠道的业务和数据壁垒,成为突发公共卫生事件监测的"感官",时刻观察和感知公共卫生事件发生的潜在风险,实现重大突发公共卫生事件的"先知"。

一、监测思路

多点多渠道监测设计的主要目的是整合分散在不同业务中的多源异构公共卫生数据,构建公共卫生大数据监测体系,充分发挥大数据在重大突发公共卫生事件应急管理多种业务场景中的作用。根据公共卫生事件应急管理的业务场景,可以将多点多渠道监测分为两个部分,即公共卫生事件风险监测和应急指挥调度相关监测。

1. 公共卫生事件风险监测　多点多渠道监测构建的多维大数据体系,是发现公共卫生事件早期风险,实现预防为先、关口前移的基础,尤其对未知、新发传染病的早期发现有重要价值。根据疾病传播的阶段及风险类型,可以将公共卫生事件风险监测分为三个环节。

(1) 危险源监测:危险源监测主要针对环境中的风险因素,处于风险最早期,大部分尚未对人产生影响,如监测动物的人畜共患病发病情况、环境

51

中的病媒分布情况,以及可能带来风险的其他环境危险因素。

（2）健康风险监测:健康风险监测是以人的风险为监测主体,是多点多渠道监测的核心环节,监测内容以症状监测、药品监测、检验检查结果监测、疾病诊断监测为主。从监测渠道上看,健康风险监测数据主要来自医疗卫生机构（包括公立及民营医疗机构、疾控实验室等）,除此之外也包含药店、学校、机关、企事业单位等其他部门管理的重点单位及场所。健康风险监测在原有疾控体系监测基础上一方面加强了症状类监测推动防控关口前移,另一方面扩大了监测范围,使公共卫生事件的早期管理融入整体社会治理体系。

（3）社会信息监测:社会信息监测主要通过主动舆情监测和提供居民端被动上报工具两种方式,监测分析舆情中潜在的公共卫生事件风险,其中,舆情主动监测既包括常规意义的新闻社交类舆情,也包含科研文献专业层面的舆情;居民舆情上报则体现了个人在公共卫生事件管理中的责任和作用,是对舆情监测的有益补充。

2. 应急指挥调度相关监测　面向应急指挥调度的多点多渠道监测主要集中在两个环节。第一是对应急资源进行监测,第二是在应急响应过程中对不同节点、不同渠道的任务执行情况进行动态监测。

（1）应急资源监测:应急资源监测覆盖应急响应所需要的各类资源,既包括常态化的资源储备监测,也可以支持战时动态消耗监测,以保障资源的精准调度。

（2）应急响应监测:应急响应监测覆盖应急响应全过程,对各个环节的任务下达及执行情况进行跟踪,目的在于实现任务的闭环管理,保障相关措施得到及时有效的执行。

应急响应中的各类需求、相关功能将在第五章进行阐述,本章重点介绍面向公共卫生事件风险的监测。

二、数据需求

1. 危险源类监测数据　危险源监测主要针对可能会造成公共卫生事件的潜在对象进行监测,监测渠道主要有两类:一是以现有疾控、卫生监督体系的监测渠道为基础,包括营养与食品卫生类、学校卫生类、环境卫生类、职业卫生类和放射卫生类等的监测项目;二是重点加强跨部门协同数据共享机制,整合教育部门、民政部门、环境部门、农林部门、气象部门等相关部门日常监测数据,主要内容包括:

（1）一般危险源监测：重点监测高致病性病原微生物实验室，实现实验室管理全数字化。同时卫生监督部门对饮用水、职业卫生监测数据，气象部门气候变化数据，生态环境部门医疗废弃物院外处置、自然水源污染、空气污染监测数据等相关异常数据进行监测。

（2）病媒生物风险监测：基于疾控机构病媒生物监测相关系统，针对重点疾病相关的病媒生物密度进行监测，包括对鼠类、蚊类、蝇类和蜚蠊等病媒生物的种类、数量、分布和季节变化等数据进行监测。

（3）人畜共患病风险监测：以农林部门跨部门数据交换为主。主要针对畜养动物开展人畜共患病风险监测，数据监测均以异常数据为主。畜养动物相关数据主要来自农业农村部门，包括畜养动物异常死亡、病原学检测异常等信息，同步采集异常数据相关溯源信息，如对应的畜养场所位置信息等。有条件的地区可以面向野生动物开展相关监测，主要合作方为林业部门，包括野生动物异常死亡及相关病原学检测数据、野生动物迁徙路线数据等。

2. 健康风险类监测数据　健康风险监测按监测对象可以分为以医疗卫生机构就诊人员为核心的监测，和以社会重点场所从业／活动人员为核心的监测。

（1）医疗卫生机构类监测数据：此类监测以专业医疗卫生机构为核心，以疾病、症状、用药、检验检查结果为重点，是多点多渠道监测网络的核心部分。平台建设面向各级公立医疗卫生机构、公共卫生机构、诊所的监测系统，同时建设面向社会药店的监测系统，以扩大用药监测范围。主要监测内容包括以下几个方面。

1）疾病监测数据：相关数据主要来自疾控机构疾病预防控制信息系统（网络直报系统），囊括41种法定传染病监测数据及各类专病监测数据。

2）症状数据：相关数据主要来自公立医疗机构、诊所等开展医疗健康服务的机构，包括门急诊／住院电子病历、发热门诊上报信息等。数据需求主要包含纳入预警的腹泻、发热呼吸道、发热伴出疹、发热伴出血及脑炎脑膜炎五大症候群相关症状数据，如发热呼吸道症候群，需要监测发热、咳嗽、流涕等相关症状。

3）用药数据：相关数据主要来自公立医疗机构、诊所等开展医疗健康服务的机构的处方信息，同时包含特定情况下社会药店重点管控药品销售数据。数据需求主要包含重点疾病相关药品，如某些特定抗感染药物。

4）检验检查数据：主要监测疾控、医疗机构相关实验室的病原学检验结果数据，同时兼顾部分疾病的常规检验检查数据，如影像学数据、血常规相关数据等。

（2）重点人群、重点场所监测数据：重点人群、重点场所监测以"人物场共防"为原则，通过联防联控机制对学校、养老机构、商超市场、进出口岸、物流运输等重点场所（含企业）及其从业人员、重点物品进行常态化监测。

重点人群、重点场所监测是较为广泛的社会面监测，其数据主要来自不同行业主管部门，如学校数据来自教育部门、养老机构数据来自民政部门、商超市场数据来自市场监督管理部门等，部分信息可以通过主管部门已建的信息化系统以跨部门数据共享交换获取形式获得，但部分专业属性较强的信息则需要通过本平台建设相应的监测系统，并由相关主管部门推动部署。

主要监测数据包含四大部分：

1）重点人群、重点场所基本信息：主要包含重点场所及企业的基本信息，如名称、类型、属地等，以及其内从业人员的基本信息，如姓名、年龄、从事的工作等。

2）重点人群健康监测信息：主要为症状、疾病信息，也包含特定场景中的常态化检验检查信息，如新冠病毒核酸检测信息。

3）重点场所及物品检测信息：主要为环境样本与物品样本检测信息，重点关注检测异常数据。

4）重点场所人员流动信息：监测重点场所人员出入信息。

3. 社会信息类监测数据　　主要对政府官方媒体、专业期刊文献产生的公共卫生事件相关舆情关键词进行监测，同时对公共网络上的重点舆情关键词进行辅助监测，主要敏感词为疾病、症状、病原、药品类敏感词，同时也包括事件相关敏感词。在此基础上开放公众主动上报入口，采集信息包括上报人及联系方式、上报事件时间、地点、事件详情等关键信息。

4. 应急指挥调度监测数据　　应急指挥调度类的数据总体可分为三类。

（1）以资源调度为核心的数据：面向公共卫生应急管理需求，对药械资源、人力资源、机构资源、物资资源进行监测，除考虑卫生健康体系内部人力、机构、药械、物资的资源储备、分布、应用情况外，还需要整合社会力量资源数据，如药械、物资方面需要整合经信部门的应急物资生产、流通资源信息，人力资源方面需要整合民政部门的社会团体、志愿者相关信息等。

（2）以个案管控为核心的数据：重点构建以个案为核心的发现、转运、隔离、救治、转归、随访闭环管理数据。其中，发现环节包括疾控中心开展的流行病学调查数据，以公安部门、通信管理部门为核心的个人轨迹数据，以边检为核心的出入境人员信息，以交通部门为核心的航空、铁路、公路客运数据和重点人群摸排数据等；转运环节数据主要来自 120 急救中心；隔离环节数据主要来自隔离点、居家隔离相关健康监测及样本检测；救治转归环节数据主要来自医疗机构的就诊信息；随访环节数据主要来自公共卫生服务的随访。

（3）以事件处置为核心的数据：重点构建以事件处置全流程闭环为核心的数据，如事件上报定级、预案制订、预案执行、事件总结等相关数据。

三、建设方式

1. 系统建设策略　多点多渠道监测网络建设覆盖范围广，涉及部门多、系统多，很难面面俱到，因此在建设过程中要遵循三个原则。

（1）充分利旧原则：在建设过程中首先要对现有系统及数据情况进行充分调研，优先利用现有渠道开展数据采集及监测。如健康风险监测中首先要充分利用疾控部门传染病监测系统，在重点场所、重点人群监测，应急响应相关监测中要充分利用各部门已建系统。

（2）重点先行原则：在现有系统未覆盖的情况下，优先选择风险大或者需求迫切的部分进行系统建设，再逐步将监测关口前移。如优先补全健康风险类监测中的相关系统。需要注意的是，由于健康风险监测专业性较强，涉及跨部门监管的机构如药店、学校等很难从部门原有系统中获取相关数据，因此可能需要建立专门的系统开展监测，建设模式可能是由卫生健康行政部门和对应机构的监管部门联合建设。

（3）可行评估原则：在系统建设过程中要充分评估需求与可行性，优先完善需求迫切且可行性高的部分，如对公立医疗卫生机构、民营医院及诊所等卫生健康体系内的监测短板进行优先覆盖，再逐步往外部门拓展。

2. 数据采集策略　平台的信息采集实行国家统一基本数据和采集规范标准，统一部署数据交换接口，实时同步交换国家、省、市、县各级全民健康信息平台，满足多方业务管理应用需求。同时，各级医疗卫生机构可使用本级数据。终端系统的数据对接及采集主要采取数据自动同步、按需临时调用、智能表单填报三种方式。（图 3-1）

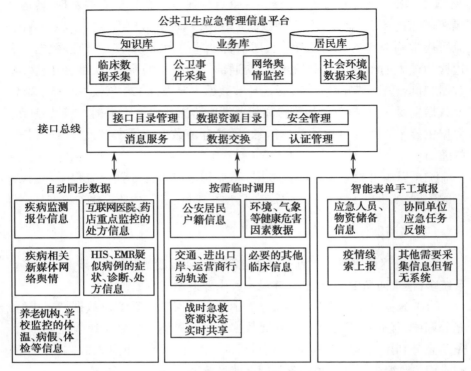

图 3-1　平台数据采集策略示意

按照数据采集场景,主要有以下几种数据采集方式:

(1)医院院内数据集成:与医院院内数据集成须在医院端与医院信息系统(hospital information system,HIS)、电子病历(electronic medical record,EMR)或院内信息集成平台打通,院内数据采集采用私有化部署,保证数据有效及时,防止被恶意篡改。推荐采用前置接入,结合数字证书认证(CA 认证),降低对医院业务的影响。

(2)医疗卫生体系数据集成:与国家、省、市、县四级全民健康信息平台体系对接,结合三大库(人口库、居民电子健康档案库、电子病历库)进行数据共享和交互,通过数据抽取工具(extract-transform-load,ETL)、企业服务总线(enterprise service bus,ESB)等方式,兼容实时、分时等多种形式的标准化数据。推荐采用应用程序接口(application program interface,API)模式、流式接入、集成管理等方案。

(3)跨部委、部门间政务数据集成:须建立机制、结合标准,保证"平时不打扰、战时快融合"。建立相关部门、单位的数据资源登记备案制度,做到数据、接口、服务、应用"四个清楚",出台数据征调接入流程、接口技术和共享授权应用的配套标准,形成数据的共享保障机制。

（4）基于物联网的监测数据集成:须将重点场所、重点人群的温度感知等物联设备监测信息,与各类物联网传感器和监测设备融合,构建统一开放接入标准体系,构建物联网统一接入管理平台方案。

（5）移动互联网第三方数据监测:对于互联网和移动互联网社交网络等舆情信息,须结合爬虫和舆情监测等技术,运用防火墙、智能网关等手段,在实时监测和抓取的前提下,防止病毒和攻击,建立互联网统一接入平台,并制订爬虫管理等方案。

（6）随时数据上报和智能识别:对于网底事件监测和上报提供数字化支持工具,须结合智能表单定义上报、自然语言理解和生成及其衍生技术（natural language processing, NLP）自动识别以及文件解析技术,降低基层填报工作压力,提高工作效率。

第二节　多点多渠道监测内容

一、整体架构

多点多渠道监测子平台是面向重大突发公共卫生事件预警预测及指挥决策的基础数据汇聚平台,根据多点多渠道监测的数据需求,平台的建设内容可以分为自建监测系统和多部门数据共享交换系统两大部分,其中自建监测系统部分重点分为三大板块九个系统,其余所需数据主要通过数据共享交换系统获取。由于通过采集交换获取的数据重在数据需求梳理,因此本章节从系统功能建设角度,将重点介绍自建监测系统,不同系统在具体建设过程中也需要根据本地区现有系统情况灵活设计。具体建设框架如图 3-2 所示。

二、具体功能

下面按照多点多渠道整体功能架构确定的危险源监测,健康风险监测（含医疗机构临床症状监测、诊所及第三方机构监测、药店监测、学校因病缺课监测、重点人群重点场所监测、机关企事业单位因病缺勤监测）,及社会信息监测（含社会渠道突发公共卫生事件监测、舆情监测）的功能进行分别阐述,同时对所有监测渠道的管理功能进行介绍。

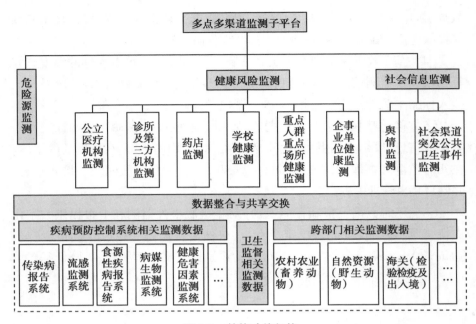

图 3-2 整体功能架构

（一）危险源监测

危险源监测子系统主要监测可能造成突发公共卫生事件的潜在风险因素,通过对危险源空间分布及变化状态进行监测,提前预知可能直接引发或继发的公共卫生事件。在所有危险源监测中,针对拥有高致病性病原微生物样本的实验室的监测管理是非常重要的部分,需要对高致病性病原微生物相关样本进行全周期闭环管理。

危险源监测子系统主要包括危险源基础信息管理、高致病性病原微生物管理及其他危险源管理三大部分(图 3-3)。

危险源基础信息管理功能主要是对危险源的基本分类、管理机构等基本信息进行维护,同时对数据采集接口的运行情况及日常数据采集情况进行监测与管理。

高致病性病原微生物管理功能主要是对相关高危样本的全部业务活动进行闭环管理,包括基本信息管理、样本管理、活动管理、运输管理、废物处置管理。

其他危险源管理功能主要是针对医疗废弃物危险源、放射性危险源、自然水源水质、空气污染物、土壤污染物、自然危害危险源、大型特种设备危险源、职业健康及医疗行为共 9 类其他危险源进行监测管理。

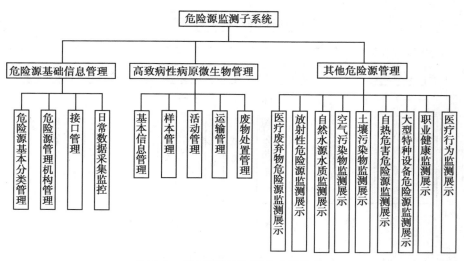

图 3-3　危险源监测子系统功能架构

（二）健康风险监测

1. 医疗机构临床症状监测　作为看病就医的主体服务机构,各级各类医疗机构承担着守护公众健康的重要职责,也能更加及时、全面、准确地感知和获取患者的健康信息,对于公共卫生事件监测,预防重大突发公共卫生事件暴发具有重要的作用。医疗机构临床症状监测主要面向承担诊疗服务的医疗机构,实现对临床诊疗相关的症状、诊断、用药、检验检查结果等数据的自动监测,监测数据时效性满足症候群预警要求。

医疗机构临床症状监测包含症状监测、药品监测、实验室数据监测、检验检查结果监测四大部分,监测对象主要围绕发热呼吸道、腹泻、发热伴出疹、发热伴出血、脑炎脑膜炎五大症候群相关症状,以及关联的药品、检验检查结果,同时特别监测医院实验室病原学检测结果。医疗机构临床症状监测功能如图 3-4 所示。

由于我国当前医疗机构信息化建设总体上比较完善,因此面向医疗机构的监测系统的核心功能是以医学自然语言理解技术为核心的数据智能抽取功能,可实现从现有电子病历数据中动态主动获取数据,包括主诉症状、处方、检验检查结果等,减少医院填报压力并改善由人工填报导致的错、漏、瞒报情况。

当然,除了与传统临床系统做对接,实现数据提取之外,对于院内信息集成做得比较好的中大型医疗机构,可直接与院内集成平台做数据对接;对于全民健康信息平台(区域医疗健康信息平台)建设比较成熟的省(区、市)

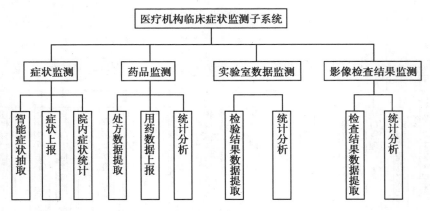

图 3-4　医疗机构临床症状监测子系统功能架构

或地区来说,在提高数据采集和同步实时性的前提下,可直接与已有平台对接,实现整体数据采集和全局监测的目标,从而避免重复建设以及对正常诊疗服务开展造成干扰。

2. 诊所及第三方机构监测　民营诊所是对基层医疗卫生服务的有力补充,也可作为突发公共卫生事件监测的前沿哨点;第三方机构,尤其是检验机构由于承接了较多外送样本的检验任务,也应成为传染病监测的重要哨点。建立诊所及第三方机构监测子系统,利用平台采集到的数据,可以为业务管理以及发热患者监测提供有效的数据支持。同时可对区域的民营诊所信息系统数据进行跟踪,及时关注,避免管理上的被动。通过监管平台全面掌握全区域民营诊所的注册、业务运行等方面的详细资讯,可为制定区域内众多监管政策提供准确依据。利用监管平台对区域内各种医疗卫生数据进行采集、归并与挖掘分析,可为业务监督与决策提供支持。

与公立医疗机构不同,民营机构尤其是诊所通常并没有完备的信息化系统,其就诊患者的范围也有一定的局限性,因此在功能设计上应同步支持手工填报和系统对接,在监测对象上主要针对发热患者和相关药品。系统主要功能包括面向诊所的发热患者监测和用药监测,以及面向第三方机构的检验结果数据监测。同时由于不良医疗行为也可能引发公共卫生事件,因此功能上还包括对民营机构的资质进行相应监管。主要功能如图 3-5 所示。

3. 药店监测　药店作为广大群众日常开展自我诊疗的场所,对于监测公众在进入医疗机构之前潜在健康风险有较大价值,是对医疗机构临床诊疗数据的有效补充。随着诸如新型冠状病毒感染、新型流感等突发传染病的暴发,药店消费记录在药品种类、区域、人群等方面具有显著聚集特征,并

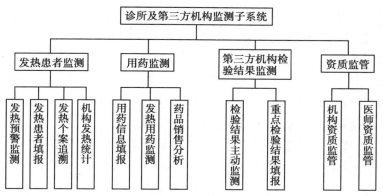

图 3-5 诊所及第三方机构监测子系统功能架构

可通过采取实名制手段记录具有发热、咳嗽等呼吸道症状的患者人群,辅助精准防控和后续可能的流行病学调查。

药店监测子系统总体分为客户端和服务端,分别为药店用户和行业监管部门提供特定的管理和服务。其中,客户端主要部署在药店哨点,用于药店哨点相关系统的对接配置管理;服务端面向监测管理者,分为监控分析和系统后台管理,监控分析可以从多维度对监测网点及监测数据进行分析及可视化展示,系统后台管理主要对哨点信息、数据采集情况、监管规则进行管理。具体功能如图 3-6 所示。

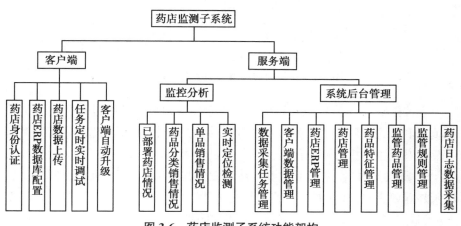

图 3-6 药店监测子系统功能架构

药店监测系统的功能设计有两个要点:

一是药店与诊所类似,总体来说信息化建设并不完善,因此设计上需要同时兼顾手工填报和系统对接两种方式,而在系统对接场景下,不同药品编码的标准化是数据处理的关键点。同时药店监测可能存在平战结合的两种场景,其监测的药品种类也会有较大的不同,因此能够基于知识库弹性配置也是监测系统功能设计的要素。

二是与医疗机构、诊所等监测的不同之处在于,药店的行政主管部门为市场监督部门,因此在系统功能方面应设计更多药品销售管理相关的功能,在必要时也可为市场监督部门提供相应的监管数据。

4. 学校因病缺课监测 学校,特别是中小学、幼儿园等,是传染病多发场所,也是公共卫生事件监测关注的重点。学校因病缺课监测子系统能获取学生因病缺课及晨午检相关数据,进行学生因病缺课和晨午检异常情况分析预警,并能对异常病例进行自定义查询。学校因病缺课监测功能如图 3-7 所示。

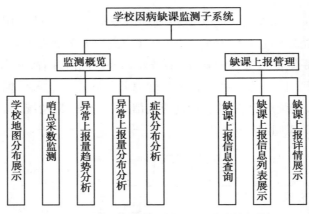

图 3-7 学校因病缺课监测子系统功能架构

学校因病缺课信息通常情况下由各学校组织各个班级进行智能表达式的填报和汇总,由教育主管部门进行整体汇总,同时汇总信息与社区、街道以及政府应急指挥等部门同步。

5. 重点人群、重点场所监测 在突发公共卫生事件中,重点人群和重点场所是需要重点监测的目标,因为它们可能会产生较大的危害。应结合重点人群、重点场所突发公共卫生事件常态化防控的现状和需求,从特殊人群集中场所健康监测、人群密集场所及企事业单位监测、商超及市场监测、境外来(返)人员监测、中高风险地区来(返)人员监测五个方面构建重点人群、重点场所监测子系统的应用服务,实现重点人群、重点场所数据统一采集、标准统一使用、资源统一管理。重点人群、重点场所监测功能如图 3-8 所示。

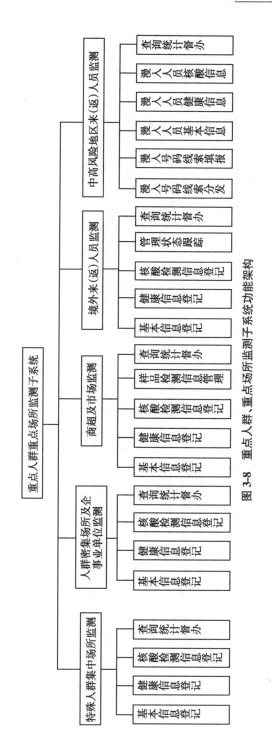

图 3-8 重点人群、重点场所监测子系统功能架构

重点人群和重点场所的定义,在不同的公共卫生事件以及不同的事件处理阶段可能不同,各类场所和人群的监测可根据事件监测所需进行调整。例如对于新型冠状病毒感染来说,春运期间及节假日由于人员密集和集中出行的特征,是重点监测的时段。

6. 机关、企事业单位因病缺勤监测 机关和企事业单位作为公众工作日主要活动的聚集地,具有活动多样性、交叉性和流动性等特征,是重点监测的场所,而因病缺勤数据反映了一段时间内员工的健康状况。机关、企事业单位因病缺勤监测子系统提供登记缺勤人员信息功能,可实现人员信息快速上报,支持汇总各单位上报的因病缺勤情况、地图可视化分布展示、时间变化趋势分析、分析结果导出等功能,同时能对超出阈值的异常情况进行预警。机关、企事业单位因病缺勤监测子系统功能架构如图 3-9 所示。

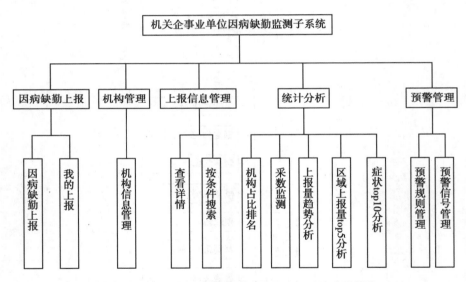

图 3-9 机关企事业单位因病缺勤监测子系统功能架构

机关、企事业单位因病缺勤监测子系统可实现因病缺勤信息上报、辖区内因病缺勤信息统计分析、预警管理等功能。此类监测数据零散、多样化特征比较明显,一般采用定制化表单的方式进行数据填报,上级主管部门对所管辖企事业单位承担汇总和监管的职责,同时与横向协作的应急管理部门、街道社区等进行数据同步。需要注意的是,要加强对部分有社会办医疗机构(如企业医院、厂矿医院、职工诊所等)的单位进行实时监测,以便全面掌握职工的健康信息。

（三）社会信息监测

1. 社会渠道突发公共卫生事件监测　社会渠道突发公共卫生事件监测主要面向居民提供官方的疑似突发公共卫生事件上报渠道，以弥补主动监测渠道覆盖不全的问题。社会渠道突发公共卫生事件监测子系统分为线索信息上报登记、信息统计和综合分析三个模块，通过各种社会渠道获取事件信息，在汇总统计的基础上与其他监测渠道信息进行对比关联分析，对规定渠道误报、漏报情况进行预警。主要功能架构如图3-10所示。

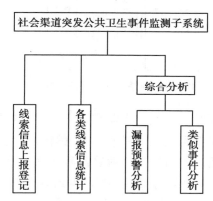

图3-10　社会渠道突发公共卫生事件监测子系统功能架构

社会渠道突发公共卫生事件监测子系统在功能设计上主要分为上报和分析。

上报端要分清楚系统的使用者。使用者主要分为两类，第一类是相应热线电话（主要为12320卫生热线和应急值班热线）的值班值守人员，上报端用于工作人员进行事件接报后登记。由于社会渠道上报事件为未经核实的疑似事件，因此上报功能不应与应急指挥中的值班值守相应功能合并，而是作为独立功能，但在实际用户使用时可进行界面集成。第二类使用者是普通居民，居民可通过互联网上报端口进行主动填报。

分析功能是社会渠道突发公共卫生事件监测子系统的重要部分，其重点是将社会渠道上报线索与其他监测渠道的事件线索进行对比，充分发挥社会渠道上报的信息补充功能，提高主要渠道的事件监测灵敏度和准确性。

2. 舆情监测　对于公共卫生事件来说，各种渠道的舆情信息反映了事件发生的现状和发展态势，可为公共卫生事件应急管理提供重要的情报支撑。舆情监测子系统包括舆情关键词管理、舆情信息提取以及支撑的核心算法（图3-11）。

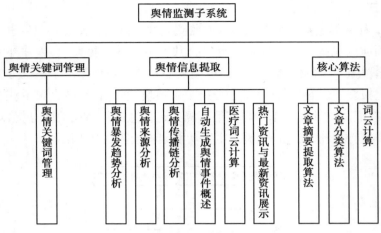

图 3-11 舆情监测子系统功能架构

其中舆情关键词管理功能确定监测舆情内容,舆情信息提取功能基于算法实现对舆情关键信息的舆情暴发趋势、舆情来源、舆情传播链、舆情事件概述等的提取分析。舆情信息一般来源于互联网公开的社交网络、官方论坛、即时通信软件、短视频等渠道,另外,网络安全部门的舆情监测也是重要的信息来源。

（四）多渠道监测管理

多点多渠道各类监测多依赖于以医疗机构为主的各类监测哨点,对监测哨点进行有效管理可保障监测业务的持续性和稳定性。多渠道监测管理主要针对公立医疗机构、药店、诊所、危险源、应急储备中心等各类重点场所监测哨点分类进行管理。多渠道监测管理子系统功能架构如图 3-12 所示。

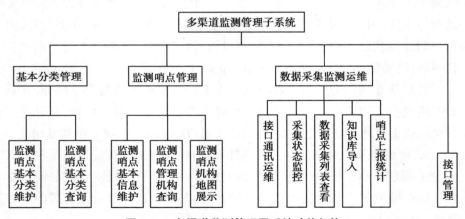

图 3-12 多渠道监测管理子系统功能架构

基本分类管理实现对哨点基本分类的维护和查询,哨点类型包括卫生部门哨点(医疗机构、疾控机构、卫生监督机构、120急救机构、第三方检测机构),教育部门哨点(学校、托幼机构、培训机构等),民政部门哨点(养老机构、福利院等),公安部门哨点(看守所及其他羁押场所等),司法部门哨点(监狱及戒毒场所等),海关哨点(机场、港口等),交通部门哨点(港口、火车站、汽车站、地铁站等),文化旅游部门哨点(景点景区、图书馆、博物馆、展览馆、美术馆、影剧院等),市场监督管理部门哨点(宾馆、酒店、餐厅、商场、超市、农贸市场,冷冻冷藏海鲜等水产品生产、加工、处理、存储、物流场所,零售药店、外卖服务行业等),社区、农村村委会哨点(物业、小区、村组等)。

多渠道监测管理针对不同的哨点类型,管理辖区范围内需要监测的哨点详细信息,登记责任人,标注哨点具体地址,实现监测哨点基本信息维护、管理机构查询、机构地图展示等功能。

数据采集监测运维实现接口通讯运维、采集状态监控、数据采集列表查看、知识库导入、哨点上报统计功能。

第三节　关　键　支　撑

多点多渠道监测是重大突发公共卫生事件应急管理信息平台发挥作用的基础,其核心功能在于构建全方位的事件监测网络,实现多渠道信息采集。依托卫生健康体系内的省级全民健康信息网络的支撑,构建数据采集与共享,遵循标准的、面向服务架构的方式,遵循先进技术标准和规范,为跨层级、跨地域、跨业务、跨平台不同医疗卫生应用系统、不同数据库之间的互联互通提供数据集成与数据共享交换服务是决定公共卫生大数据发挥作用的基础性支撑。同时,借力政务数据共享平台,强化跨部门对于卫生健康体系外的多元异构数据的采集,则是对大数据赋能公共卫生防控救治的有力补充。

公共卫生事件应急管理相关数据的处理分为三个核心环节(图3-13):第一步是对多渠道采集数据进行基础的清洗及标准化,这一环节的数据既是后续深度数据应用的基础,也可以较为全面地展示监测网络的运行情况。第二步是数据整合治理,需要根据具体的公共卫生事件应急管理需求,对多渠道数据按不同的业务规则进行整合,以实现不同业务场景下的数据闭环。此环节是平台数据支撑体系的核心部分,使数据依据业务逻辑从可用变得

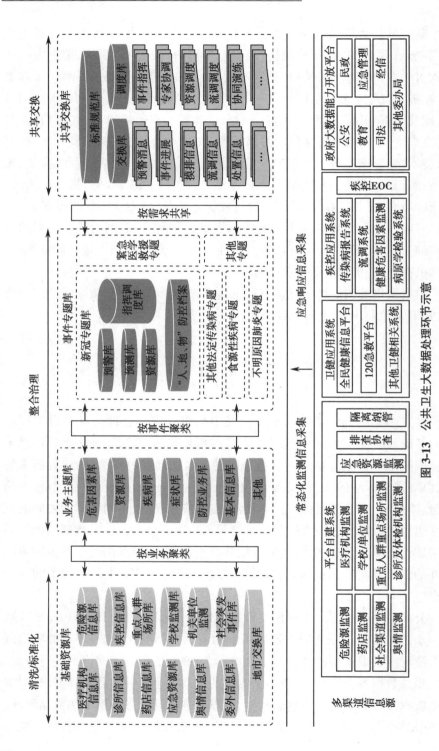

图 3-13 公共卫生大数据处理环节示意

好用,各类大数据应用及人工智能模型的构建均有赖于这一环节的数据整合。第三步是数据共享交换,平台基于统一的标准规范,依托数据资源目录,针对不同需求,为不同的业务部门的各类业务系统提供数据共享交换服务。

一、数据标准化

由于当今数据的数量庞大且来源不同,整合数据的难度与日俱增。鉴于高质量数据可生成更好的模型进行预测,数据处理与标准化已经成为开展深度数据价值挖掘的基本步骤。可在传统数据处理技术基础上,融合包括基于深度学习和知识图谱的数据采集方案和基于统计学习、无监督学习和深度学习的数据治理方案,包括数据实时汇聚、医学数据治理、数据脱敏等部分。

1. 数据实时汇聚　即利用采集汇聚技术栈,融合日志捕获、日志归档文件、中间库、数据文件、服务接口和数据链接等多种类型数据汇聚方法,实现健康医疗多源异构数据到省级数据中心的传输汇聚。为了将对原有系统的影响程度降到最低,采用面向多源异构数据源的数据增量抽取的方法:使用异步进程读取归档日志,应用可视化工具解析源库的归档日志文件并将其收集到中间表中,将中间表与历史抽取数据进行比对,实现实时增量抽取。临床数据采集需求见表3-1。

表 3-1　临床数据采集需求

序号	表名称	表英文名
1	患者基本信息	YLJGJC_BASE_PERSON_YLFW_DAY
2	门急诊就诊记录	YLJGJC_OPT_RECORD_DAY
3	入院记录	YLJGJC_IPT_ADMISSIONNOTE_DAY
4	首次病程记录	YLJGJC_IPT_RECORDFIRSTDURATION_DAY
5	日常病程记录	YLJGJC_IPT_DAILYCOURSER_DAY
6	出院记录	YLJGJC_IPT_HOSPITALDISCHARGER_DAY
7	生命体征测量记录	YLJGJC_IPT_HOSPITALSIGNSRECORD_DAY
8	检验记录	YLJGJC_BASE_INSPECTIONREPORTH_DAY
9	检验明细信息	YLJGJC_BASE_CHECKLIST_DAY
10	放射影像检查报告信息	YLJGJC_PT_INSPECTIONREPORT_DAY
11	门急诊诊断明细	YLJGJC_OPT_DIAGNOSISBREAKDOWN_DAY
12	在院诊断明细	YLJGJC_IPT_DIAGNOSISBREAKDOWN_DAY

2. 医学数据治理　数据集成是指把不同来源、格式、特点、性质的数据整合到一起,从而为之后的分析提供全面的数据。不同系统提供的数据往往结构相异,数据源彼此独立、相互封闭,因此需要通过数据集成这一步骤完成不同数据源的数据融合。数据集成的第一步就是将各类原始数据从医院信息系统(HIS)中导出。以表3-1所涉及数据源为例,患者的基本信息通常可以从医院的 HIS 获取,基线病史一般由 EMR 系统生成,检验检查数据大多记录在实验室信息系统(laboratory information system,LIS)中,诊断/处方数据多数情况下也可以从 EMR 系统导出,随访信息通常可以从 EMR 系统或相应的随访系统导出。完成了原始数据的抽取,数据集成的第二步就是按照一定的联系规则将不同数据源的数据进行整合,一般来讲,联系规则主要根据患者主索引(如 ID 号)或是入组序列号制定,来自不同数据源但是有同样 ID 号或者序列号的信息连接在一起,这就使数据整合到了一起。数据集成完成之后,来自不同数据源的数据被整合到一个统一的数据集中。

(1)数据转换:数据集成所得到的统一数据集包括基本信息、基线病史、检验检查、诊断/处方、随访等各类数据,可以通过患者主索引或入组序列号等进行关联。数据转换是数据预处理过程的重要步骤,是对数据的标准的处理,几乎所有的数据预处理过程都会涉及该步骤。数据转换常见的内容包括数据类型转换、数据语义转换、数据值域转换、数据粒度转换、表/数据拆分、行列转换、数据离散化、数据标准化、提炼新字段(如字段的求和、平均数计算、众数计算等)等。

(2)数据清洗:基于清洗规则对单一字段内容(如非法字符、不规范的日期格式、不规范的电话号码、不规范的证件号码以及非法的数值等)进行清洗。基于关联字段内容之间的依赖或限制条件对相关字段内容(如性别不符的诊断结果或检验检查项目、年龄不符的处方用药以及数值/单位不符的检验结果等)进行清洗。

(3)结构化标注与缺失值填充:在医疗数据中,患者的地址信息往往以文本的形式记录在电子健康病历中,在对群体数据进行时空建模分析时,首先需要对地址数据进行结构化处理,将非结构化的地址文本信息转化为地理坐标定位到地图上,实现空间数据与非空间数据的整合。地址数据结构化一般包括地址标准化、地址分词、地址匹配、空间定位等步骤。其中,地址匹配是指在标准地名地址库中对最小地址要素进行匹配,找到最接近的标准地址。在实际生产生活中,非结构化文本记录的地址信息往往存在信息填写不完整、不准确,记录不规范的问题,地址匹配的效果对于后续建模分析至关重要。

目前主流的地址数据自动识别方法包括基于规则与词典的地址匹配算法,以及基于状态机的语料分词与词性标注方法,其中,基于规则与词典的地址匹配算法是最常用的一种。基于规则与词典的地址匹配算法需要构建地名词典和规则库,通过模板匹配实现地址的层级映射。地名词典可以按照层级分为行政区划词典、道路名辞典、小区辞典等,可根据数据分析粒度的要求选择划分的层级进行匹配。

3. 数据脱敏 数据脱敏的目的是防止健康医疗隐私数据的滥用以及防止隐私数据在未经脱敏的情况下流出,可采用动态脱敏和静态脱敏两种方式支撑公共卫生应急应用。动态脱敏系统提供"边使用,边脱敏"的实时去标识化功能;静态脱敏系统提供离线的端到端敏感数据擦除功能。两者结合使用,基于丰富有效的脱敏算法,如遮蔽、仿真、随机、加密化、日期偏移、年龄范围泛化,可在实现敏感数据去标识化的同时保持数据关联性。

二、数据整合

公共卫生事件应急管理的数据整合,是将经过清洗的多点多渠道监测数据按照不同的业务逻辑进行聚类,以支持不同的业务应用场景。公共卫生事件应急管理从业务条线上主要分为常态化监测和应急响应两大环节,因此从聚类的维度上看有两类较为常见。

1. 按监测业务需求聚类 常态化监测按照监测类型可以分为疾病症状类监测、确诊疾病监测、健康危害因素监测、应急资源监测等。在具体的聚类过程中,需要将不同渠道的相关数据按某一监测业务需求进行抽取整合,以建设相应的业务主题库。

如根据疾病防控对象的不同,可以将监测数据按"人""地""物"三个维度进行整合。

以"人"为维度的整合以唯一主索引关联个体所有相关健康监测、疾病发生发展数据,构建完整的个人疾病防控档案,其数据源可能是重点场所、重点人群监测,医疗机构诊疗,社区卫生服务中心随访,药店监测等。以人为核心的数据整合是平台数据体系的重要环节,既可用于分析疾病发生发展规律,也可用于对疾病的异常分布进行有效监测预警。

以"地"为维度的整合则主要聚焦重点场所开展数据整合,可以更为有效地分析管辖群体是否出现聚集性健康问题,以落实相关单位的防控责任。

以"物"为维度的整合主要对不同环境危险源进行整合,对各类危险源在常态化监测环节做到"知根知底",在应急处置环节做到"一网全监测"。如医疗废弃物数据可能来自医疗机构、处置机构,在突发事件发生时,能够快速掌握事发地周边的危险源分布和风险暴发情况。

2. 按事件类型聚类 在实际的公共卫生事件应急管理场景中,所有的工作都是围绕某一事件开展的,因此当发生应急响应时,以事件为中心对数据进行聚类,构建事件全生命周期专题库则有更广泛的应用价值。

从事件的类型看,传染病依然是造成重大突发公共卫生事件的主要原因,因此平台首先可以按 41 种法定传染病对数据进行聚类,同时,在不明原因事件中食源性疾病和呼吸道疾病较为常见,因此也可按照食源性疾病和不明原因肺炎进行数据聚类。除以上常见事件原因外,不同地区也可根据历史经验,选择更符合地方特色的重点关注事件进行聚类。

从聚类的数据内容看,针对某一事件的常态化监测,数据聚类的重点为支持多点触发预警,因此需要根据预警规则对不同渠道数据进行聚类,如某一传染病的典型症状、常见用药、病原学检测结果、疾病上报、环境相关因素、相关病媒等。当某一事件发生时,则需要聚类此事件应急响应环节上的各类数据,以支持决策指挥与业务闭环,如新冠疫情防控中重点人员防控中的"摸排 - 纳管 - 监测 - 转运 - 隔离 - 救治 - 转归"各个环节的数据都应以人为核心进行相应的整合聚类。

三、数据共享

虽然多点多渠道监测以公共卫生事件为主体,但是除卫生健康专业哨点和渠道之外,有大量的哨点和渠道分属于社会不同行业,其数据来自不同委办局的不同业务系统,只有建立充分的数据共享机制,才能实现全面的多点多渠道监测。

1. 数据共享清单 实现数据共享交换的基础是梳理两张清单。

(1)面向其他委办局梳理重大突发公共卫生事件应急管理的数据需求清单:数据需求既包含卫生健康体系内部跨业务条线的各类系统,也包含面向各委办局的跨部门相关数据。

1)卫生健康体系内部相关系统数据:主要包含疾控中心、卫生监督部门、血液中心、120 急救中心相关业务系统相关信息,以及以全民健康信息平台为主体的医疗救治相关信息。其中疾控中心是上报形式被动监测体系的核心数据来源,重点包括中国疾病预防控制信息系统的疾病报卡数据、各类危险源及健康危害因素监测系统数据等,另外还涉及疾控实验室相关的病原学检测数据；全民健康信息平台是针对日常诊疗信息进行主动监测的主要数据来源，主要应用人工智能技术按一定频率扫描电子病历等相关数据。

2）跨部门相关数据：包含公安部门、交通部门、通信管理部门、民政部门、教育部门、林业部门、农业部门、气象部门等26个部门的55类数据。其中公安部门、交通部门、通信管理部门、应急管理部门等部门的数据需求主要用于应急事件指挥调度与处置环节，共享模式以战时按需调用形式为主；民政部门、教育部门、市场监督管理部门、林业部门、农业部门、气象部门等部门的数据主要聚焦在平时的常态化监测，需要按一定频率定时更新同步数据。

梳理的数据需求清单应包含对应的部门名称、共享数据类型、具体数据需求、提供方式、更新频率、共享类型、应用场景等要素。数据共享需求清单示例见表3-2。

表3-2 数据共享需求清单示例

管理部门	共享需求	共享范围	共享用途	共享方式
省公安厅	居民身份证基本信息	姓名、性别、民族、出生日期、人像、住址、签发机关	公共卫生事件处置	接口调用
	户籍信息	相关家属的身份信息（身份证号、姓名、性别、出生日期等）	传染病密切接触者追踪	接口调用
	流动人口信息	姓名、性别、民族、出生日期、现住址、来源地、户籍地详址、居住地详址	重点人群监测排查	库表交换
	死亡登记、销户信息	姓名、性别、民族、出生日期、户籍地、家庭住址、死亡日期、签发机关	疾病死亡案例信息比对	库表交换
	网络舆情信息	传播媒体类型、舆情数量、舆情趋势、舆情追溯	公共卫生事件风险预警及应急处置	接口调用

（2）通过跨部门数据共享交换模块提供公共卫生事件应急管理数据编目所需的服务清单：包括资源编目、编目管理、信息管理、数据清洗（大数据平台）、检索等功能清单。其中，在数据治理方面实现资源目录管理，将编排好的数据资源接入数据共享系统进行展示，数据资源使用者提供浏览申请渠道。

2. 数据共享机制

（1）数据资源、服务资源登记发布：构建重大突发公共卫生事件应急管理信息平台数据资源共享服务目录，对相关数据进行数据资源及服务资源的登记与服务发布，并提供相应的数据资源及服务资源信息，包括但不限于数据项、共享方式、更新机制等。

（2）数据资源申请：所有对接方可作为数据资源需求方在重大突发公共卫生事件应急管理信息平台进行数据资源的订阅、获取申请，流程大致如下。

1）各级各部门整理各自应用所需相关服务项目和提供服务的单位名称。

2）各级各部门的管理人员登录重大突发公共卫生事件应急管理信息平台，查询全省（区、市）突发公共卫生事件相关数据资源共享服务目录。

3）各级各部门在重大突发公共卫生事件应急管理信息平台上进行申请所需共享服务的操作。

4）由重大突发公共卫生事件应急管理信息平台的管理单位对各级各部门提出的申请进行审核。

5）重大突发公共卫生事件应急管理信息平台管理单位内部审核同意后，由重大突发公共卫生事件应急管理信息平台根据共享条件进行协商（无条件共享资源无须协商）。

6）重大突发公共卫生事件应急管理信息平台管理单位组织工作人员进行相关系统实时对接工作。

7）通过重大突发公共卫生事件应急管理信息平台进行应用服务发布。

8）将结果通知申请数据共享的相关行政单位。

9）数据需求方通过重大突发公共卫生事件应急管理信息平台获取涉疫数据资源。

3. 数据共享方式　　基于数据整合与共享交换系统的统一对接规范，并通过前置机或 API 与各级各部门相关平台或系统对接，数据共享方式包括但不限于库表对接、文件对接及服务接口对接。

（1）库表交换：数据库表交换主要以结构化库表数据交换为主，库表交换支持将多种数据源作为数据交换的源或目标，包括大部分主流的关系型数据库。此外，对于需要构建大数据交换平台的应用场景，能够支持与大数据框架（Hadoop）下的分布式文件及系统（HDFS）和数仓管理系统（Hive）对接，将业务平台的数据和大数据分析平台的数据进行交换，满足不同应用场景的需求。

　　库表交换方式主要包括数据获取和数据订阅两部分内容,数据获取主要功能是管理中心对通过获取申请流程的结构化数据资源进行管理;数据订阅主要功能是管理中心对通过订阅申请流程的结构化数据资源进行管理。

　　(2)文件交换管理:文件交换包括结构化、非结构化文本数据交换,主要功能是管理中心对通过获取申请流程的文件资源进行管理,并记录交换过程中的日志信息,包括资源名称、资源订阅方和资源提供方资源下载次数等基本信息以及资源授权信息,可以查看订阅方每次资源下载的情况。

　　(3)服务接口交换:将数据以服务接口的方式提供。由于数据提供方业务数据具有特殊性,因此存在涉密及隐私数据等,使数据无法直接从业务库表中提取,这就需要数据提供方将不能直接提供的库表类数据以服务接口的方式生成,经数据需求方申请,并审核通过后,由服务代理进行服务接口形式的数据交换。

第四章

智能预警预测

如果说多渠道监测是全面监测各类公共卫生事件的"感官",那智能预警预测就是公共卫生应急管理的"智能中枢",负责处理所有感官获取的信息,以做出正确的判断。智能预警预测聚焦事件发生前的风险预判预警与事件发生后的态势分析预测两大核心环节,基于多点多渠道汇聚的全方位数据,以人工智能、数字孪生等先进技术为支撑,为公共卫生应急管理提供智能化决策支持,实现公共卫生事件"先知"。智能预警预测功能的建设是发挥公共卫生大数据价值,实现数据驱动业务的核心环节。

本着"多点触发预警"和"提前态势预测"的原则,本章对智能预警预测设计思路、内容进行全面阐述。其中,智能预警预测关键技术的人工智能模型部分是构造预警预测体系的核心,也是难点和重点,是决定预警预测是否成功的关键。希望本章能为读者深入浅出地介绍预警预测体系,为重大突发公共卫生事件的应急管理提供有益的指导。

第一节　智能预警预测设计思路

本章预警预测设计思路的重点是强化数据应用能力,以多维度综合数据挖掘为重点,以智能化预警预测能力为枢纽,有效衔接平时常态化多点多渠道监测与战时智慧决策指挥,实现"预防为主、平战结合、精准施策"。

重大突发公共卫生事件的智能预警预测体系以"知识 + 数据"双轮驱动的方式进行构建。"知识"即构建重大突发公共卫生事件应急知识库体系,既包括基本的医学知识库,如疾病、用药、诊疗等,也包括公共卫生事件应急管理相关知识库,如疾病防控知识、应急预案及法律法规、既往事件案例等。"数据"则是以医疗健康、疾病监测等历史数据为核心,结合现有多点多渠道监测数据,依托人工智能技术,深度挖掘数据价值,构建疾病预警预测模型。

在面对具体公共卫生事件时,知识体系与数据体系将互为支撑,根据具体情况形成综合性分析结果,提升预警预测的特异性与准确性。

一、智能预警设计思路

智能预警重点聚焦事件发生之前的风险预知,在多点多渠道信息获取和感知的支持下,依托智能化的预警模型,构建综合性预警机制,另外考虑到公共卫生事件的不确定性和复杂性,系统需要能够支持对多因素的监测指标进行灵活设置。

1. 智能预警场景　从预警的对象来分,智能预警主要面向两类情况提供预警。

(1)对已知疾病进行预警:已知疾病预警是以现有传染病监测系统以及病原学检测数据为核心,结合不同疾病相关联的多点多渠道监测数据,如症状、特定药品使用、环境监测、病媒监测等,在现有法律法规及预案的基础上,根据事件的严重程度、发生频率、历史数据等构建综合性的多种方法(如固定阈值法、时空模型法、人工智能模型法等)相结合的预警机制。

(2)对不明原因引发的事件进行预警:由于新发传染病缺乏相关背景资料,传统疾病监测系统难以发挥作用,因此症状监测成为常用的早期预警的重要手段。广义的症状监测以早期出现的非特异性指标如症状体征、昆虫媒介、药品和物资的销售状况等为敏感指标,对于及时发现新发传染病的异常情况有重要的意义。因此,在应对不明原因引发的公共卫生事件时,平台应充分考虑症状监测的关口前移作用,症状预警以五大常见症候群为核心,结合其关联药品、检验检查数据构建智能预警模型,在不依赖医生诊断的情况下探查公共卫生事件的发生信号。

症候群选择方面,2009年开始中国依托国家重大科技专项"传染病监测技术平台",在多个省份建立了包括发热呼吸道、腹泻、发热伴出疹、发热伴出血、脑炎脑膜炎五大症候群,使得症候群监测在我国得到了广泛的应用,因此平台选择将此五大症候群作为基础症候群,不同地区也可选择具有地方特色的症候群开展预警。

渠道方面,症状监测重点关注医疗机构特定门诊及住院病房(如发热门诊、胃肠道门诊、呼吸科病区等)数据,以及重点场所(如农贸市场、养殖户等）工作人员监测数据。

方法方面，除对症状发生数异常增高进行预警外，重点对出现人群、空间、时间聚集的现象进行预警。

2. 预警机制　需要注意的是，在构建多系统、多部门、多层级的传染病监测预警平台时，除了要考虑发现异常情况的灵敏度和及时性之外，同时还需重视系统发现真正异常情况的阳性预测值。如果过于偏重灵敏度和及时性，可能会收集大量无效的信息，造成阳性预测值极低，导致后续信息核实和分析研判的巨大的无效工作量，难以确保预警系统持续良性运行。由于传染病的种类很多，不同种类传染病导致的突发公共卫生事件的危害存在差别，因此构建传染病监测预警机制，应在综合考虑监测预警系统的及时性和准确性时，对传染病进行科学划分，体现分级分类预警的原则。

预警机制设计主要围绕疾病引发的公共卫生事件开展，其他如紧急医学救援类任务则通过同步应急管理部门相关预警及任务信息获取。在围绕疾病的预警机制设计中，需要综合考虑三方面因素：

一是疾病风险程度。将预警对象按风险从低到高分为症候群症状、疑似病例、确诊病例三大类，同时结合《传染病防治法》中对甲、乙、丙类传染病的分类原则，综合评估相应疾病单病例、聚集性、暴发性等风险。

二是可能诱发事件的严重程度。主要依据为《国家突发公共卫生事件应急预案》（在不同地区建设中也应参考相应地区的应急预案）。根据性质、危害程度、涉及范围，突发公共卫生事件可划分为特别重大（Ⅰ级）、重大（Ⅱ级）、较大（Ⅲ级）和一般（Ⅳ级）四级。

三是监测信号的特性。在多点多渠道监测体系中，不同渠道以及不同类型的监测信号在针对公共卫生事件预警方面具有不同敏感性、准确性、特异性、及时性。传染病报卡数据准确性和特异性高，但对未知疾病及早期阶段敏感性不够；相反，症候群监测数据敏感性较高，但特异性较差，易出现预警信号泛滥，在体系设计中需要综合平衡考虑。

在综合考虑上述三方面因素的基础上，平台制定了横向症状、疾病两个核心维度，纵向"红、橙、黄、蓝"四级预警等级，贯穿"征兆 - 疾病 - 事件"的综合预警体系。从预警方法上，系统应覆盖从统计学到人工智能的各类方法及模型，在整体预警机制基础上，针对每个特定病种系统应根据疾病特点确定相应的预警方法组合。具体如表 4-1 所示。

表 4-1　重大突发公共卫生事件预警机制示意

分级	症状监测（广义）	疾病预警
红色：事件风险预警级		确诊疾病达到公共卫生事件触发标准（预警消息中需提示可能的事件等级）
橙色：疾病异常预警级	症候群出现聚集性异常，或经系统判断存在暴发/流行风险	确诊疾病出现异常情况但未达到公共卫生事件触发标准，如乙类、丙类传染病出现聚集性异常或存在暴发流行可能（预警消息提示异常情况）
黄色：疾病风险预警级	根据监测的症状，经系统判断存在可疑病例（如病原学阳性），且根据现行监测规定需进行预警	经系统监测出现确诊单病例（如诊断数据、报卡数据），且根据现行监测规则需进行预警（如甲类或乙类甲管传染病）
蓝色：相关因素预警级	症候群及其关联因素（用药、检验检查、病媒生物）出现异常增长	丙类传染病确诊情况出现异常增长但未出现聚集性或流行暴发趋势

二、智能预测设计思路

如果说智能预警重在预判事件发生前的潜在风险，那么智能预测则是在事件发生时能对事件的发生、发展，服务资源消耗趋势进行提前研判，主要作用在于为应急决策指挥提供辅助支持。

从智能预测的类型和主要应用场景可以将智能预测分为事件态势预测和仿真模拟预测两种。

（1）事件态势预测：事件态势预测主要根据疾病或者事件本身特点，融合历史趋势、问诊、人口流动、防控措施、气象、舆情等多源数据，挖掘关键的预测因子，对疾病或事件总体趋势、再生值、治愈率、传播链、输入输出风险等核心指标进行预测。其中总体趋势预测、输入输出风险预测、传播链分析较为常用，再生值、治愈率等疾病基本指标预测通常用于未知新发疾病的早期应对阶段。

由于事件发生具有阶段性的特点，智能预测需要应用多种技术手段，以覆盖事件发生时短期内预测，以及常态化管理中的长期趋势和疫情周期预测。另外，考虑到区域通常面临多种疾病风险的挑战，因此除针对单一疾病的预测外，还应综合多方面风险构建某一疾病的区域风险指数，以客观量化形式体现区域传染病发展趋势。

（2）仿真模拟预测：仿真模拟预测与事件态势预测的不同之处在于，仿真模拟预测在事件态势预测的基础上，根据国家法律法规及相关预案要求，加载不同应急管理措施对事件发展的影响,同时考虑不同措施所需成本,仿真预测不同应急管理措施的效果以及对社会经济生活的影响,并根据预测结果推荐最佳的应急管理措施组合,供指挥者做决策参考。同时在不同措施下,应急资源的消耗也有所不同,因此根据相应的应急管理措施可对所需的应急资源进行预测,并根据现有资源情况提出预测性的资源调度建议。

另外需要注意的是,仿真模拟预测模型的关键是要基于各类防控预案实施及疫情发展历史数据,对不同类型及不同强度的防控预案进行参数化,并构建各类防控预案对于疾病有效传播数的影响系数。相较于疾病救治数据,防控效果数据及历史案例相对较为缺乏,因此在建设过程中要根据数据情况充分平衡需求和可行性,同时做好每次事件的回溯性效果分析。

第二节　智能预警预测内容

一、智能预警

(一)整体架构

智能预警系统共分为五大功能模块,实现公共卫生事件应急预警功能的主要为健康危害因素预警、症状预警、疾病预警三大模块,其中健康危害因素预警主要以展示异常监测信息为主,症状预警与疾病预警分别构建相应的预警主题,根据四级预警机制分别开展预警。除以上三大模块外,为了应对多样化预警场景,系统需要构建多样化的预警模型和知识库模块作为智能预警系统的整体支撑(在第三节关键支撑介绍)并建设响应的预警管理功能对其进行管理。具体如图 4-1 所示。

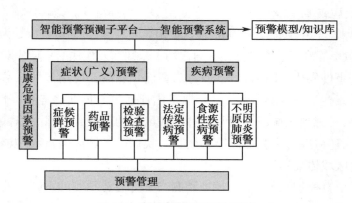

图 4-1　智能预警系统功能架构

（二）具体功能

1. 健康危害因素预警 通过对跨部门数据进行常态化监测,根据数据源情况进行汇总分析展示,系统按部门或监测数据类型查看相应部门的监测数据,当监测到的异常值超出一定阈值时,系统自动预警。健康危害因素预警和下文的"疾病预警"共同建立预警主题,是对疾病预警的补充,以便更全面地掌握具体疾病预警所产生的所有相关因素。健康危害因素预警主要功能如图 4-2 所示。

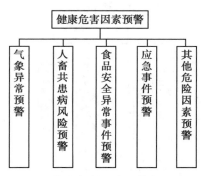

图 4-2 健康危害因素预警主要功能

重点预警场景包括以下几个方面。

（1）人畜共患病风险预警:与农林部门联动,通过分析畜养动物和野生动物死亡及病原学检测信息,对人畜共患病监测阳性信息、畜养动物死亡信息、农产品检测及市场抽检等异常信息等进行预警。

（2）气象异常预警:与气象部门联动展示气象异常监测信息,如气温,湿度,降水量,空气质量指数(air quality index, AQI)及对应的细颗粒物(particulate matter 2.5, $PM_{2.5}$)、SO_2、NO_2 等指标的预警信息。

（3）食品安全异常事件预警:与市场监督部门联动展示食品安全异常监测信息,对食品及市场环境抽检阳性信息、抽检阳性数量等异常信息进行预警。

（4）应急事件预警:与应急管理部门联动,对需紧急医学救援的应急事件进行实时同步预警。

除上述常见危险因素预警场景外,系统也可设置对特定场景进行预警,如针对新冠疫情防控场景,境外及境内中高风险地区旅居史便成为特定的健康危害因素。

2. 症状预警 症状预警主要以五大症候群及其关联药品、检验检查为对象,分析相应监测数据在时间、空间、人群的分布变化,并依托智能症状预警模型对其进行分类预警。症状预警主要作用是针对不明原因引起的疾病提前预警,以及将已知疾病的预警关口前移。症状预警需要将多点多渠道监测子平台中不同渠道的数据按不同因素进行归集,如症状因素,其数据可能来自公立医疗机构,诊所,学校,企事业单位,其他重点人群、重点场所。症状预警主要功能如图 4-3 所示。

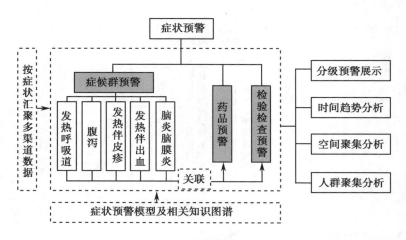

图 4-3　症状预警主要功能

（1）预警数据抽取

1）症候群:针对发热呼吸道、腹泻、发热伴出疹、发热伴出血、脑炎脑膜炎五大症候群,应用知识图谱匹配相应症状,并从多渠道监测中汇聚相应的症状数据。

2）药品:基于知识图谱重点关联五大症候群相关疾病的治疗药品,并对其多渠道销售数据进行汇聚。

3）检验检查:基于知识图谱重点关联五大症候群相关多渠道检验检查结果,尤其是相关病原学检查结果进行预警,同时对必要的影像学检查结果（如重症呼吸道症候群关联肺部影像学检查）进行关联预警。

（2）预警分析

1）就诊量分析:对发热门诊、肠道门诊等感染性疾病科门诊,以及呼吸科等重点科室住院患者的就诊量进行常态化监测分析并展示,根据预警模型对出现异常增长的情况进行预警。

2）三间分布分析:从时间、空间、人群维度对区域内所监测的症候群现状进行分析展示,包括某一症候群的时间序列分布曲线、空间分布图、人群分布图等,根据预警模型对一定时间、空间、人群中某一症候群出现异常增长情况,或可能存在的暴发/流行情况进行预警。

3)聚集性综合分析:根据多元数据比对开展更为精确的聚集性分析(同事、同学、同餐、同住、同乘、同室、同楼、同场所),其中院内主要基于电子病历数据的综合比对分析是否存在同院区(同场所)、同病区(同楼)、同病房(同室)的聚集性症状,院外主要通过常住地(同住)、学籍(同学)、重点场所人员(同事)基本信息等数据分析是否存在聚集性症状。

(3)预警信息展示:根据预警机制以及平台判定的预警信号进行分级展示,如系统模型分析某一症候群存在一定时空范围内的聚集,根据预警规则显示症候群黄色预警,并展示该症候群的时空聚集情况。对产生预警信息的症候群,展示详细预警信息,如当前值、历史基线、聚集情况等。

3. 疾病预警　疾病预警的主要预警对象可以分为三类,分别为法定传染病预警、食源性疾病预警和不明原因肺炎预警。从平台设计角度法定传染病预警应覆盖所有41种疾病,但在实际建设中可根据地方特色设置相应重点预警病种。在预警方式上,三类对象均采用疾病报卡预警和疾病综合预警两种预警方式,其中疾病报卡预警仅针对中国疾病预防控制信息系统疾病报卡数据,疾病综合预警则根据疾病特性汇聚多渠道监测数据,其中也包含疾病报卡数据,平台以疾病综合预警信号为核心,单独的疾病报卡预警作为辅助判断。疾病预警主要功能如图4-4所示。

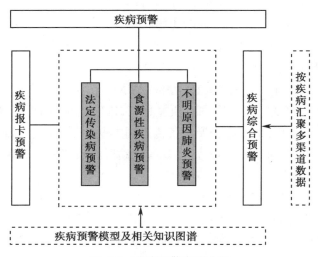

图4-4　疾病预警主要功能

（1）疾病报卡预警：疾病报卡预警主要针对中国疾病预防控制信息系统上报数据，采用固定阈值和移动百分位法进行相应疾病预警。主要功能包括：

1）报卡辅助对比分析：系统对采集的症状、检验检查数据进行智能辅助诊断分析筛选疑似病例，将疑似病例数据、临床诊断数据、传染病报卡数据进行对比，对必要的已诊断未上报或疑似病例进行预警提示，提升传染病上报的准确性。

2）流行病学分析：对平台监测的疾病报卡数据进行三间分布分析，并以图表形式进行可视化展示，不同病种展示维度可不同，如常见高发传染病可覆盖时间、空间、人群三个维度，而较少见的烈性传染病则以个案的时间、空间分布进行展示。同时基于报卡数据和其他综合数据比对开展更精确的确诊病例聚集性分析。

3）预警阈值设定：对相应疾病设定预警阈值，包括固定阈值 N，以及移动百分位法的 P 值。对于不同疾病，应按照疾病特点、相应法律法规以及流行病学研究成果确定具体阈值，相应设置可与防控知识库联动。

4）预警信号展示：监测报卡数据触发阈值时，平台产生预警信号并进行预警提醒，同时提供相应的预警详情。

（2）疾病综合预警：疾病综合预警即采用固定阈值法、移动百分位法、时空模型法、时空扫描统计量法、AI 模型法等多种预警方法，针对某一特定传染病，监测在一定的时间范围内、地域范围内疾病及其相关症状发生数量，同时系统综合考虑环境、人流、季节等综合性因素，判断存在发生疫情的可能性，根据"红、橙、黄、蓝"四级预警机制，对于达到相应等级预警阈值的情况，自动进行预警。对每种疾病不同等级、不同预警指标均可选择不同预警方法，一种疾病可用多种方法达成四级预警目的。

从功能上疾病综合预警主要包含两大部分：

1）疾病风险总览：疾病风险预警总览，构建包含传染病及症候群的多主题预警展示首页，系统综合展示各传染病主题的预警信息如确诊病例数、增长率、不同级别的预警信号数量，及各症候群的预警信息如症候群病例占比、增长率、不同级别的预警信号数量。

由于预警疾病种类较多，疾病风险总览页可以灵活采用动态展示和定制化展示。动态展示即根据疾病预警情况，将出现预警风险等级较高的疾病放在前列展示。定制化展示即根据地方特色 / 特定业务需要重点展示某些疾病，如华南地区较为关注登革热，可将其预警信息进行重点展示，又如新冠疫情防控阶段,可将新冠预警作为置顶展示。

2)单病种预警主题:单病种预警主题为某一疾病的预警详情页,可以查看与该疾病相关的各类预警信息,包括疾病预警详情和确诊病例详情。①疾病预警详情:查看相应的预警信号详情、具体疾病相关监测预警指标分析,如传染病报卡、病原学检验结果、就诊记录疾病相关症状人次、药品人次、检验检查人次、学校因病缺课、气象环境因子等。②确诊病例详情(如需要):可以根据业务需要,对于某些重点疾病或达到红色预警的疾病关联展示病例个案情况。

(3)不明原因肺炎预警:与上述疾病预警机制相同,不明原因肺炎预警同样从疾病报卡预警和综合预警两个维度展开,并在综合预警的不明原因肺炎主题中进行预警信号展示。

不明原因肺炎报卡预警根据中国疾病预防控制信息系统不明原因肺炎上报数据,采用固定阈值法进行预警,当出现单病例时系统报黄色预警提醒核查,同时设定固定阈值 N,一旦上报病例数达到 N,则触发红色预警。在疑似病例判断环节,根据不明原因肺炎诊断标准,从个案角度住院数据特异性和准确性远高于门急诊数据。因此重点采集医疗机构重点科室(如呼吸科)住院电子病历数据,包括症状、用药、检查检验结果、既往病史等,其中检验数据包含一般检验和病原学检验,检查数据除结果数据用于初步判断外,影像学数据在必要时也应可调阅。在围绕个案的数据汇聚的基础上,应用疾病辅助诊断模型筛查潜在的不明原因肺炎患病高风险病例,当出现疑似单病例时系统报黄色预警提醒核查。

除报卡预警外,来自门急诊的发热呼吸道症候群监测数据,对于不明原因肺炎的预警也具有一定价值,因此在疾病综合预警模块中也会展示相应的症候群监测预警信息,包括时间序列上的异常增长和时空序列上存在的聚集性异常。

4. 预警管理　重大突发公共卫生事件预警有着预警对象多样、预警体系复杂、预警场景多变的特点,同时随着流行病学等学科的发展具体疾病的预警方法也不断进步,因此系统在设计上应具备一定的灵活性和可延展性。预警管理主要面向专业疾病预防控制人员,支持其通过设置操作优化预警性能,主要功能包括:

(1)预警对象管理:按预警类别,包括疾病预警、症候群预警、药品预警、检验检查预警、应急物资预警,对预警对象查询管理。

(2)预警方法管理:可以针对某一预警对象选择不同的预警方法,如固定阈值法、时空模型法、AI 模型法等。

（3）预警级别管理：管理不同预警等级下的规则描述，如监测指标、监测周期、计算方法、判断条件、阈值、是否空间监测、空间监测粒度、空间数等。

二、智能预测

（一）整体架构

智能预测系统主要用于公共卫生事件发生时，系统可以通过前瞻性的预测预判事件发展态势，为指挥者提供决策支持，总体分为事件态势预测和仿真辅助决策两大部分，分别需要疾病预测模型、仿真预测模型和应急知识库作为支撑。整体架构如图 4-5 所示。

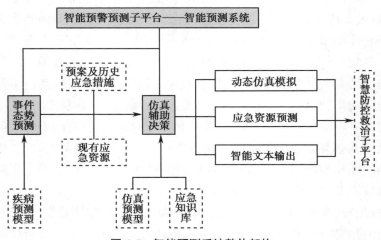

图 4-5　智能预测系统整体架构

（二）具体功能

1. 事件态势预测　事件态势预测是对某一事件整体及其重点指标进行预测，其中疾病总体趋势预测和输入输出风险分析为较常用功能，再生值预测和治愈率预测多针对未知、新发传染病造成的公共卫生事件。除针对群体的趋势预测外，在实际公共卫生事件应急过程中，系统还会针对个案数据开展传播链分析，帮助尽快切断传播途径。除事件发生时支撑应急响应，事件态势预测在平时传染病防控场景中，可以通过对区域常见高发传染病防控情况进行分析预测，构建区域整体传染病防控指数，以量化形式体现平时整体防控情况。事件态势预测主要功能如图 4-6 所示。

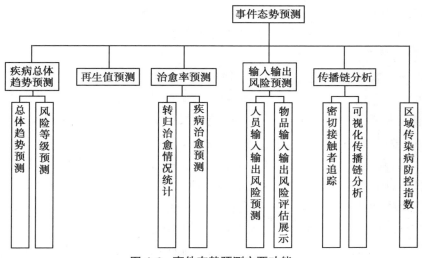

图 4-6　事件态势预测主要功能

（1）疾病总体趋势预测：疾病总体趋势预测融合疾病历史趋势以及多点多渠道监测的症状、人口流动、气象、舆情、免疫接种等多源数据对一定时间内的疾病发病趋势进行预测。疾病总体趋势预测需要以疾病历史趋势数据为基础，因此在病种选择上并不能覆盖所有法定传染病，而是主要用于地方常见或多发传染病，如流感、手足口病等。在预测主页主要进行两方面预测。

1）总体趋势预测：总体趋势预测分为短期预测和长期预测。短期预测指标为一定时间范围内新增病例数/累计病例数，通常预测时间范围以未来24小时~7天较为常见，可以用于判断当前的疫情严重程度；长期预测主要预测指标为疫情周期，可以用于判断整体疫情的走势和可能的拐点。

2）风险等级预测：风险等级预测是在总体趋势预测的基础上，根据一定规则对未来一定时间内的疫情发展的风险等级进行预测，风险等级按高、中、低三个维度进行划分。与智能预警不同的是，智能预警是基于当前发生的事实对当前可能的疫情风险进行预警，预测则是根据当前发生的事实预测未来可能发生的情况，并根据预测结果划分风险等级。

（2）再生值预测：系统可根据疾病现状及预测趋势，动态预测某一传染病再生值的变化并进行可视化展示。

（3）治愈率预测：以多点多渠道监测数据中的医疗机构监测数据为核心，统计区域内确诊人数、治愈人数、死亡人数等。根据疫情发展过程及转归康复治愈情况，预测治愈率的变化情况并进行可视化展示。

1）转归治愈情况统计：以多点多渠道监测数据中的医疗机构监测数据

为核心,统计区域内确诊人数、治愈人数、死亡人数等。

2)疾病治愈率预测:基于多点监测数据,医疗机构监测数据和疾病预测模型,自动进行疾病的治愈率预测。

(4)输入输出风险预测:输入输出风险预测主要在疫情发生时,建立面向疫情发生地的输入输出风险指数,用于未发生疫情的地区判断主要的疫情输入来源,以加强本地输入风险防范。根据疾病特性,输入输出风险预测可以分为人员输入输出风险预测和物品输入输出风险预测。

1)人员输入输出风险预测:包括针对各关口对跨境人群的跨国风险预测,以及国内疫情发生地来返人员的跨地域风险预测。对于国内的跨地域风险预测,根据需要可将相关信息进行跨区域分享。

输入输出风险预测展示主要包括:①所针对疫情的目前态势展示:跨境风险主要为某一疾病的全球态势,国内跨地区风险主要为全国各地区态势。②疫情相关人口迁徙展示:由于人口迁徙是人员输入输出风险的核心指标,因此做重点展示,包括疫情发生地向本地的总体人口迁徙数据,以及本地输入病例来源地展示。③输入风险指数与详情展示:展示本地区总体输入风险指数在未来一定时间内的变化趋势,当风险指数达到阈值则触发预警,提示地区可能存在较高疫情输入风险。预警详情主要展示不同疫情发生地面向本地的输入输出风险指数及其主要指标构成,根据不同地区不同指数更为精准地判断输入风险来源。

2)物品输入输出风险评估展示:物品输入输出风险评估的原理和展示维度总体与人员相同,主要针对某些可经物传染的疾病,重点关注疫情发生地面向本地的疾病相关物品/商品流动情况。

(5)传播链分析:系统可根据流行病学调查结果、个人轨迹信息、疾病动力学特征等,分析疾病传播链并进行可视化展示。

1)密切接触者追踪:通过对确诊患者进行流行病学调查,确定密切接触者人数、接触日期和时间、接触病例时长、主要接触地点,并进行相关结果的展示。展示密切接触者的详细信息列表,包括姓名、证件号码、家庭住址、联系方式、核酸检测结果等。

2)可视化传播链分析:根据确诊患者及密切接触者的流行病学调查信息,包括密切接触者人数、分析接触日期和时间、接触病例时长、主要接触地点等,形成可视化的传播链分析图。

选择某次疫情进行查询,可展示该次疫情的传播链分析图,展示内容包括疫情传播时间、人员基本信息、关系、传播途径等。

（6）区域传染病防控指数：根据本地多发传染病发病种类对多种疾病的发病趋势进行预测，结合传染病综合指数模型中各传染病的权重值，计算得到区域未来一定时间内的整体传染病综合指数，以展示区域总体传染病防控情况。

区域传染病综合指数可展示未来一定时间内的区域总体传染病指数预测情况，并可按照一定规则基于预测值评估未来区域发生传染病的总体风险，并按"高、中、低"三个等级进行展示，同时展示区域传染病综合指数涉及的传染病一定时间内的预测情况，包括疾病趋势预测和风险等级预测。

从区域传染病综合指数页面可下转至单病种预测主题页面，以查看单病种预测的具体情况。

2. 仿真辅助决策　仿真辅助决策系统主要功能设计分为三大部分，分别为动态仿真模拟、应急资源预测以及智能文本输出，核心作用围绕指挥调度的关键决策环节展开，包括对措施有效性进行判断、精准调度资源以及最终以处置方案文本的方式呈现给指挥者，供其参考应用。仿真辅助决策主要功能如图 4-7 所示。

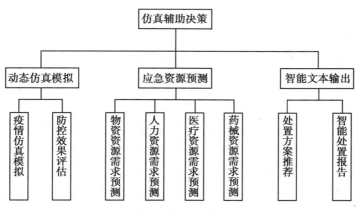

图 4-7　仿真辅助决策主要功能

（1）动态仿真模拟：动态仿真模拟是在事件态势预测基础上，通过智能仿真模拟算法对不同措施下的防控效果进行模拟，输出不同应急处置、资源调动方式下事态发展的不同结果，并对仿真模拟结果进行可视化展示。动态仿真模拟对历史疫情防控案例的数据要求较高，因此在实际建设中要结合业务需求和数据情况确定相应的仿真病种。动态仿真模拟从场景上可以分为前瞻性仿真模拟和回溯性仿真模拟两类。

1）疫情仿真模拟：主要用于疫情发生时，重点在于通过模拟选择应对疫情的最优措施组合。其主要功能包括：①模拟参数设置：系统将疫情相关因素进行参数化并提供自定义设置和组合功能，可设置的参数至少分为两类，第一类是疫情参数，如疾病传播系数、潜伏期、平均治愈天数、城市总人口数等，第二类是政策相关因素，如疫情应对预案、历史案例措施等。②仿真结果展示：根据设置的参数，系统自动输出该参数组合下一定时间内疫情的模拟趋势，并可对不同参数组合进行结果对比。同时系统也可根据模型自动推荐一组最优参数组合并给出相应的模拟结果，以供决策者参考。

2）防控效果评估：主要用于疫情结束时，通过对防控结果和防控措施进行分析，评估不同措施对防控结果的影响程度，并与应急知识库联动为未来疫情应对提供参考。主要功能包括：①评估参数设置：系统将效果评估相关因素进行参数化并提供自有设置和组合功能，与疫情仿真相比，参数中应增加一定时间内实际的疫情发展参数，如确诊人数、重症人数、死亡人数等。在设置过程中，对某一疫情须在一段时间内将措施与结果进行对应。②评估效果展示：效果评估可分为整体回溯性评估和具体防控措施效果评估。整体回溯性评估以目标案例防控结果为基线，通过改变措施组合比较模拟结果与现有防控结果；具体防控措施评估将某一疫情相关疾病实时再生值（R_t）作为某一防控措施效果的定量评估指标，展示不同防控措施对 R_t 的影响。

（2）应急资源预测：根据应急资源类别，应急资源预测主要面向四类资源，分别为物资资源、人力资源、医疗资源和药械资源。①物资资源：包括防疫物资和生活物资，防疫物资中既包含防护物资、消杀物资等消耗性物资，也包含转运车辆、隔离用品等物资。②人力资源：主要为应急相关人员，包括专业的应急队伍、相关医疗救治人员、联防联控人员等类型的人力资源。③医疗资源：主要面向机构收治能力，包括定点医院数、特殊病房数、病床数等。④药械资源：主要为某一疫情医疗救治相关的药品、医疗设备资源。

系统根据疫情发展趋势、疫情防控措施、资源现有储备及使用情况等数据，利用智能算法预测各类资源未来一段时间内的需求情况，主要功能包括：①预测范围设置：由于不同事件所需的资源不同，系统提供针对某一事件的资源预测范围设置，也可基于知识库自动生成部分预测资源范围。②预测结果展示：系统展示不同类型资源的现有应用情况和储备情况，以及基于预测的未来一段时间内某一区域内的资源需求和储备情况。同时，系统还可设置相应的资源短缺阈值，当预测需求和储备之间的差值达到阈值时进行可能的资源短缺预警。

（3）智能文本输出：系统根据前述仿真模拟及资源预测结果，面向应急指挥调度输出相应的文本内容，以提升指挥调度效率，内容主要包括事件应急响应时的处置方案推荐以及事件处置结束时的事件处置报告。

1）处置方案推荐：处置方案推荐包含应急预案匹配、应急方案生成、应急资源匹配三部分。①应急预案匹配：应急预案是公共卫生事件应急管理的基本处置准则，应急预案匹配是指发生某类事件时，根据事件的类型、级别自动匹配相应的结构化应急预案。②应急方案生成：在应急预案基础上，根据历史经验及仿真模拟结果（如有相应模型），系统自动生成最佳的应急方案，如有相应的仿真模拟模型可匹配对应方案的仿真效果。③应急资源匹配：在推荐应急方案的基础上，系统根据不同应急措施的资源需求，结合当前资源储备和分布情况，提供推荐的应急资源匹配建议。

2）智能处置报告：根据不同事件的处置报告模板及处置情况自动生成处置报告初稿。

第三节 关键支撑

一、知识库构建

虽然许多传统应用系统在解决问题时也会在编码中隐含一定的知识，但其通常以碎片化的形式存在，难以对整个业务进行系统化的支撑。公共卫生事件应急管理的知识体系建设是对事件研判、决策、响应过程中所运用的规则进行系统化组织构建的过程。

1. 知识库类型 从分类上看，重大突发公共卫生事件应急管理信息平台的知识体系构建主要需要涵盖两大类知识库——基础知识库和防控知识库。

（1）基础知识库：基础知识库基于权威的医学术语库搭建，术语范围包括诊断、症状、药品通用名、检验项目、检查项目五类，采集范围涵盖与传染病相关的以上五类知识库。重点建立传染病相关标准医学术语库、同义词库以及特征词库，主要支持数据采集范围的界定、数据分析中的数据结构化与标准化。

（2）防控知识库：防控知识库分为预警规则库和事件处置库两大部分，分别应对常态化监测预警与应急响应指挥调度。

1）预警规则库：预警知识库应包括针对平台所有预警对象的分析指

标、预警规则、分级规则、处置流程等涉及预警处置全流程的相关信息。其中预警分析指标和分级预警规则的制定一方面须充分融合现有预案、方案规则,如 41 种法定传染病的预警可充分融合国家疾控中心、国家重大公共卫生事件医学中心及本地卫生健康行政管理部门等权威机构的标准,预警规则应充分参考现行传染病预警规则等;另一方面须建立时空序列的预警模型,建立历史基线,对趋势异常进行预警,例如针对症候群建立 7 天移动平均加标准差的基线,当每天症候群纳排情况超过基线则触发预警。

2)事件处置库:事件处置库是以事件应急管理为核心,重点是相关的法律法规、预案、历史案例及相关应急管理业务规则,包括预案库和案例库。

预案库重点是将国家级、省级、市级各级不同类型的预案进行结构化与数字化,使其可以适应在不同事件发生时快速匹配事件类型、级别,处置责任对象及处置流程,快速制订应急响应方案,推荐处置任务。

案例库需要收集历史突发事件卫生应急案例并进行有效管理,包括突发事件、卫生应急有关的各种专业知识、方法、模型、程序、典型案例等,为日后事件监测预警和应急处置提供数据和信息支撑。

2. 知识库构建方法　知识库构建需要符合国家及国际主流临床指南、医学文献相关医学规范要求。具体来说,知识库的构建需要满足四方面的要求:①知识来源可靠;②知识库更新及时;③知识准确;④知识库覆盖广。

同时利用机器学习及自然语言处理技术,从非结构化的医学知识中自动抽取信息,形成计算机可理解的医学知识图谱。医学知识库建设的总体流程见图 4-8。

(1)数据源:最底层是知识源层,底层知识源以国家权威医学出版社、医疗机构已有相关医学及公共卫生专业知识库和国家公共卫生应急管理相关法律法规、文件为基础,如来自人民卫生出版社的疾病知识库、国家卫生健康委发布的临床路径、《传染病防治法》《国家突发公共卫生事件应急预案》等。同时也应结合本地数据构建本地化的知识积累,包括本地医疗健康服务数据、本地突发公共卫生事件应急预案等。

(2)词表工具:将医学领域已有的医学术语词表作为图谱实体节点的基础,如《疾病分类与代码国家临床版 2.0》(ICD-10),手术操作分类与代码,《国家基本医疗保险和工伤保险药品目录》,药品分类体系及症状术语表等,为图谱提供疾病、手术操作、检查检验、药品等的基本医学概念体系。词表工具层还包括了医学文本标注平台,通过对标注结果进行审核及应用一致性检测工具保证标注数据的质量。

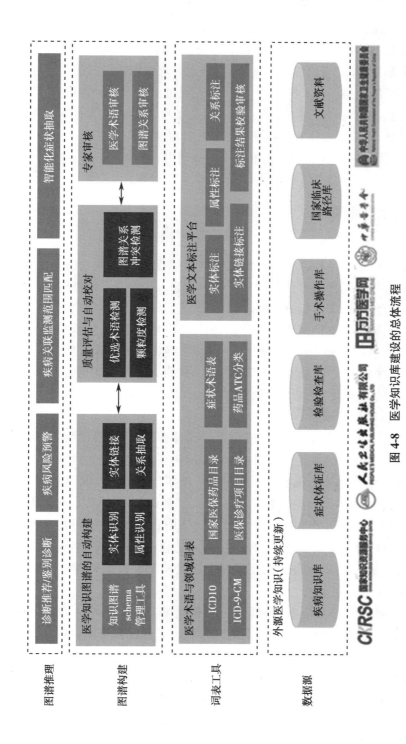

图 4-8　医学知识库建设的总体流程

（3）图谱构建：知识图谱的构建采用自动构建与专家审核相结合的方法。在自动构建方面，利用机器学习尤其是深度学习技术进行高精度的实体关系抽取，并结合医学术语的特点，研发多层级的术语匹配技术来进行实体链接。对于机器自动抽取的结果，首先通过机器来区分置信度，然后运用质量评估与自动校正模块，通过图谱间关系自动发现可能有问题及冲突的地方，最后将这类实体和关系交由专家进行审核确认。

（4）图谱推理：利用构建好的知识图谱进行推理，为上层应用提供智能预警、智能预测、动态仿真和辅助诊疗（疾病反向推断）功能。

二、智能模型

（一）模型构建

建立多种数学模型和机器学习模型，对多源数据的综合分析精准研判，进行智能化疾病预测评估和决策支持。在输入风险升高或多点触发疫情预警时，综合多源、实时数据，对疫情的现状进行评估，并预测疫情发展的规模和扩散的范围。支持风险研判分析，依托 GIS 空间信息，结合病例周边特定的地点和场所性质，分析病例暴露风险点、疾病传播链等信息，结合防控预案，通过评估比较单独或组合开展各类防控措施对疫情的控制效果，智能化推荐最优抗疫策略，为集中研判提供风险研判分析数据。

1. 智能预警模型

（1）主要建模方法：建立疫情风险预警模型的主要目的在于判断某种传染病引发突发公共卫生事件的风险，其核心在于基于大数据的预警阈值的构建。与现有基础预警单一风险评估不同，疫情风险预警模型的预警阈值是通过对多维风险进行评估形成的。平台综合多点多渠道监测数据以及基于智能辅助诊疗和智能症状监测对历史临床数据的分析，在现有传染病预警方法基础上，运用大数据分析和人工智能算法，整合时空维度，对 41 种法定传染病形成综合性的疫情风险预警模型。模型构建主要包括以下几种。

1）时间预警类模型：时间预警类模型基本原理是将一定时间内的指标观测值（如发病数）与预警阈值进行对比，若超出预警阈值则发出预警信号，预警阈值的设定大都来自对应区域同期历史指标，不同预警模型采用的观测内容和阈值确定方法不同。如：移动百分位法是对当前 7 天病例数进行观测，若发病水平超过历史 5 年同期基线的第 n 个百分位数水平（P_n，不同病种不同）则发出预警；累计控制图法是比较控制图标绘每个样本值与目标值之间偏差的累积和（CUSUM），可累加计算某个时间点观测到的病例数与一定历史观察日期（如前 1 周）的病例数的移动平均值之间的差值，逐渐放大实际观察值与参考值的小偏移累加波动；通过建立具有不同灵敏度的累加偏移模型（C1 为轻微偏移，C2 为中度偏移，C3 为极度偏移），基于三种模型的阈值，划分风险等级。

2）空间预警类模型：空间预警类模型基本原理是当某一传染病病例在特定区域内短时间异常增加，且发病水平与其他地区存在明显差异，产生预警信号。如空间扫描统计量法是将地理空间划分成许多小区域，并通过蒙特卡洛假设检验探测不同区域内监测指标有统计学差异的区域，以识别空间异常聚集并预警。

3）时空预警类模型：时空预警类模型基本原理是从时间和空间两个维度同时开展监测，从而获得更及时更准确的信息，其方法多是将时间预警类模型和空间预警类模型进行一定形式的组合。如美国学者曾利用前瞻性时空扫描统计量法对美国新型冠状病毒感染聚集性进行预警。

4）多元数据预警模型：相比上述三类多基于单一数据源（主要为病例数）的预警模型，基于多源数据，如传染病传播相关影响因素（如气候、传播媒介、动物数量、人口流动、经济状况等）的预警模型也逐步得到研究与应用。例如，利用传染病流行的相关危险因素和数据，构建基于贝叶斯的空间或时空回归模型，可用于评估动物源性与媒介传染病的流行季节和高风险区域，并探索用于警示传播风险（可能性）在时空维度的变化。

（2）发热呼吸道症候群建模示例

1）发热呼吸道症候群判定：根据关键词匹配技术，将抽取到的患者症状信息的关键词和发热呼吸道症候群病例的定义进行匹配[①]，纳排标准如下。

从当患者同时满足①和②时纳入，或者满足③时纳入：①从主诉、现病史、病程记录、出院记录、生命体征记录、检验记录等中结构化提取"急性感染表现"，要求至少符合一项（发热或体温≥37.5℃；白细胞计数或分布异常；寒战；体温降低）；②从主诉、现病史、体格检查、病程记录、出院记录等中结构化提取"呼吸道疾病临床表现"，要求至少符合一项（咽部不适、咽干或咽痛；鼻塞、流涕；鼻/咽/喉明显充血、水肿；咳嗽；咳痰；气短；听诊有湿啰

---

① 发热呼吸道症候群判定标准："艾滋病和病毒性肝炎等重大传染病防治"科技重大专项传染病监测技术平台项目《发热呼吸道症候群监测实施方案》。

音/干啰音/哮鸣音/浊音;胸痛);③肺炎:从胸部影像学检查中结构提取"肺炎/肺部感染/肺脓肿"等。

将匹配成功的患者标记为发热呼吸道症候群病例。对没有匹配成功的患者,继续应用基于深度学习网络的表示学习模型,将患者抽取后的结构化信息表示的向量和发热呼吸道症候群病例定义表示的向量进行模糊匹配,将匹配得分较高的患者标记为发热呼吸道症候群病例。

2)时间维度预警:为了从不同的维度捕获预警信号,设计从时间和指标两个维度构造多个预警信号,从不同的数据维度对发热呼吸道症候群进行预警。其中,基于时间的维度考虑天、周和月,基于指标的维度考虑同比、环比、历史百分位和增长率。除此之外,基于统计方法构造预警信号。用多个预警信号构建综合预警模型时,如果预警信号之间存在较强的相关性,即相关性较强的预警信号变化相似,会对综合预警的结果产生影响。为了避免预警信号之间相关性较强对综合预警模型结果的影响,需要对多个预警信号进行相关性筛选。

在此基础上,有两种构建发热呼吸道症候群预警模型的方式,分别对应两种不同的历史数据情况:①历史数据没有何时预警的真实标记:在这种情况下,对每个预警信号基于其历史数据的百分比确定阈值,然后综合多个预警信号预警结果进行预警。②历史数据有何时预警的真实标记:在这种情况下,将多个预警信号作为特征,应用机器学习方法训练模型进行发热呼吸道症候群预警。随着预警系统运行,具有预警真实标记的历史数据将逐步积累,促进基于机器学习的模型的训练。

基于机器学习的发热呼吸道症候群预警模型的优势主要体现在两个方面:一方面,应用先进的机器学习方法对历史数据迭代学习,即应用最新获取的历史数据训练并更新预警模型,从而对预警精度进行提升;另一方面,相较于之前综合多种预警信号的预警模型,该模型不仅将多种预警信号作为特征,还引入额外的风险因子作为特征,从而对发热呼吸道症候群的情况从多个维度进行描述,应用更多的特征来提升预警模型的预警精度。

3)时空维度聚集性预警:在上述基于多种数据源的预警基础上,利用动态时空重排扫描算法对发热呼吸道症候群最有可能暴发的时间范围和地理区域进行预警。动态时空重排扫描算法基于当前以及历史的多数据源的预警情况,对连续时间和相邻区域计算 GLR 值进行时空预警。

2. 智能预测模型

(1)建模方法:首先确定预测目标,然后采用不同的预测方法在人群描述性分析的基础上进行风险预测。

1）统计分析与特征工程：对每一周内的时序特征值取统计值均值，用 Pearson 相关系数来分析传染病发病数和上述特征的相关性。采用有监督集成学习算法中的梯度提升树 XGBRegression 模型来进行回归分析，选取 XGBRegression 模型的特征重要性大于零的特征值。还可采用岭回归算法，用前项逐步回归的方法，采用 AIC 的评估准则来选择外部特征值。特征选择的方法包括过滤器、包装器和嵌入式方法，以此筛选确定最重要的特征作为输入。

2）基于传统回归分析和时间序列分析的方法：逻辑回归、COX 回归等统计方法适于发现变量与目标间的线性或近似线性关系。在此基础上，应用差分自回归移动平均模型（ARIMA model）等时间序列分析方法，能够构建线性的时间序列预测模型。这类模型具有很好的可解释性，但预测性能通常一般。季节性差分整合移动平均自回归（SARIMA）模型属于时序模型中的线性模型，通过对原始时序数据进行差分保持序列的平稳性，然后对过去历史值线性加权预测未来趋势。

3）基于传统机器学习的方法：使用 Boosting 树模型（例如 XGBoost、LightGBM、Catboost）来建立预测模型。极端梯度提升树（XGBoost）是梯度提升树算法的一种变种，是一种常用的监督集成学习算法，是一种伸缩性强、便捷的可并行构建模型的 Gradient Boosting 算法。用新的基模型去拟合前面模型的偏差，从而不断将加法模型的偏差降低。

4）基于集成学习的方法：集成学习往往优于单个分类的结果，常用的方法包括 Random Forest、XGboost、LightGBM 等。将多源电子数据，包括历史的发病数、气候因子、网络舆情指数等数据收集并集成到一个创新的自适应人工智能模型，融合时序模型和非时序模型的结果，通过迭代更新模型增益自适应的调整权重，再结合深度学习模型捕捉时序数据中的长期依赖性，自动提取重要时序特征的统计特性和时变性来对季节性传染病的未来趋势进行预测。应用平均绝对百分误差（MAPE）评价模型回归效果，并且根据模型明确相关性大的影响因子。由于数据质量高，采集点密集，可以做到更精准及时地预测以周为单位的疫情发展。

5）基于深度学习的方法：深度学习方法能够自动学习数据表征，采用卷积神经网络（CNN）和循环神经网络（RNN）能够自动提取时序模式，从而提供更准确的预测结果。深度学习模型，如长短期记忆（LSTM）和门控循环单元（GRU），由用于学习和表示数据的神经元分层体系结构组成，可自动从原始数据中提取特征和抽象,从而显著减少了手工特征工程的工作量。此外,模型学习数据的分布式表示形式,从而可以泛化为学习过程中所见特征之外的学习特征值的新组合。使用 LSTM 或 GRU 技术,可以很好地捕获发病率本身所固有的非线性和长期依赖性。此外,将对发病率和其他协变量(例如温度)之间的复杂关系进行建模,并且在预测方面,此类模型通常会获得比传统方法更好的性能。

6)长短期记忆(LSTM):用于长序列建模的先进工具,是一种用于深度学习领域的人工递归神经网络(RNN)架构。LSTM 网络非常适合根据时间序列数据进行预测,因此很适合用于传染病随时间发展趋势的预测。时间序列中重要事件之间可能存在未知持续时间的滞后。LSTM 不需要对顺序特征构造额外的统计特征,能自己学习时序特征值的时变性和统计特性。可用平均绝对百分比误差作为损失函数,使用优化器 Adam。

可以通过以下方法优化模型:尝试多种模型结构和超参数,包括隐藏层搭 LSTM 单元组成数,时间步长,特征尺寸;在输出层上使用适合于回归模型的线性激活函数;对两个隐藏层的输出都使用 dropout 从而克服过度拟合。

通过以上方法在数据的特征集中进一步确定核心的风险因素,筛选出与目标相关的核心特征,排除无关或弱关联的特征,提升风险预测的准确度,确保预测模型的可解释性,为传染病风险预测和分级管理提供强力支撑。

(2)流感预测模型建模示例

1)数据需求及数据预处理:流感预测模型的数据需求一共分为两类:第一类是目标变量源数据,通过数据信息转化得到流感样病例百分比(ILI%)和病患总人数的源数据,包括 CDC 监测数据和医疗机构症状类数据;第二类是外部影响变量数据,为通过与疾控专家多次调研论证,依据理论和专家经验发现的在一定程度上会影响或者反映流感变化趋势的数据,如天气数据、舆情数据、集团数据等。流感预测模型至少需要 2 年的历史数据。

数据预处理是构建流感预测模型的基础性环节,主要有 5 个关键环节,在实际过程中会结合数据的真实情况选择合适的方法进行处理(图 4-9)。

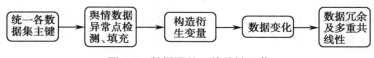

图 4-9 数据预处理的关键环节

2）特征工程：采用SVR-RFE、Lasso分析、逐步回归、树模型、emdedding特征自构造等方法构建5类特征因子，分别为时序因子、搜索指数因子、舆情量因子、天气因子、时间因子。

其中SVR-RFE是一种基于SVR中最大间隔原理的后向序列约减算法。在每一次滚动预测时先进行RFE交叉验证对支持向量参数$w2$进行特征选择排序，再用选择好的特征进行SVR回归（注：并不采用特征消去的方法）。该特征筛选方法是目前单模型下最优特征选择算法，如用其构建的特征因子分别为最大温差、最大昼夜温差、平均湿度、泰诺前后周搜索指数最大值变化、泰诺搜索指数最大值、呼吸道搜索指数极差、打喷嚏搜索指数、呕吐搜索指数最小值、体温搜索指数最小值、7日平均气温方差、7日最低气温方差、感染搜索指数最大值，一共包括6个天气因子，6个舆情量因子。

3）预测模型：流感预测模型以未来一定时间内的ILI%为主要预测指标，采用滚动预测的方式，即在预测第m周ILI%时，以前m-1周数据作为训练数据，训练得到最优模型之后来预测第m周的指标。

预测方法可以分为两个环节：一是单模型；二是组合模型。单模型可以划分为线性模型和非线性模型，例如多元线性回归、时间序列模型、决策树模型、深度学习神经网络、集成学习等。组合模型由于组合方式的不同，又可以划分出3类，分别为加权平均、误差组合模型、动态调整模型权重。其中动态调整模型可以将单模型的输出作为特征因子，输入到其他模型中（可以是原先模型），以此来增加特征维度，获得更为精准的预测。

3. 仿真模拟模型

（1）建模方法：根据不同地区传染病发生发展情况评估，结合现有公共卫生/医疗服务资源及物资储备情况、政策有效性评估等多种因素构建智能预案模型，提供基于智能化的综合防控预案建议，帮助主管部门开展精细化防控，实现医疗和防控资源最优配置。支持对于防控建议各关键因素的查询，支持按地区提供不同的智能防控措施组合。

仿真模拟模型主要分为以下几类：

1）确定性模型：在确定性模型中，输入和输出变量不允许为随机变量，需要通过精确的函数关系描述模型。

2）随机模型：在随机模型中，变量或函数关系中的至少一个由概率函数给出。

3）静态模型：没有考虑可变的时间。

4）动态模型：模型具有时变性。

仿真模拟模型具有众多优点，包括：①相对灵活，可以修改，可以根据实际情况的变化进行调整；②比数学模型更易于使用，因此被认为优于数学分析；③相对无须复杂的数学运算，操作人员和非技术管理人员都可以轻松理解；④通过对系统模型进行虚拟实验而不干扰实际系统，仿真提供了解决方案；⑤通过模拟，管理层可以预见由于改变政策或人们行为而可能出现的困难和瓶颈。消除了在实际流程和尝试新概念时的昂贵的反复试验方法的需要。

基于疾病趋势实时预测的结果，结合各类潜在的预案，通过仿真模拟模型动态地给出不同的预案组合评估，在各个重要的决策点，为决策者提供优秀预案组合。

（2）新型冠状病毒感染仿真模拟模型建模示例：对采取不同干预措施防控新型冠状病毒感染的效果进行仿真模拟涉及四大环节，每个环节均需要构建不同的模型进行相应的评估及分析。

1）新型冠状病毒感染本土非药物干预政策防控效果评估：以不同非药物干预政策的防控效果评估为例，基于历史上不同地区不同政策执行情况和执行时间，结合传染病传播指数情况，构建回归模型，评估不同非药物干预政策的影响系数，进而模拟在不同非药物干预政策执行情况下的干预效果。

2）新型冠状病毒感染入境限制非药物干预政策防控效果评估：结合各地区每天报告的新增本土以及境外输入感染人数，同时考虑政策执行和最终报告病例的时间延迟性（包括疾病潜伏期和报告延迟时间），使用蒙特卡洛马尔科夫链和 Bootstrap 重抽样方法、数学建模和模拟建模评估境外输入防控措施，将其参数化得到每天真实新增境外输入病例曲线。

3）新型冠状病毒感染防控仿真模型与政策有效性评估：通过应用改进的传染病传播模型 SEIR，引入境外输入感染者的数据，推演出每天真实新增感染曲线。基于估计出的真实日新增感染人数，使用传染病传播模型 SEIR 等估计不同地区的疾病传播指数。结合不同非药物干预政策对应的输入参数，进行检验效果和防控政策影响效果推演，量化评估管控措施对疫情的影响效果，并将归因分析这一前沿方法应用到传染病防控决策支持研究中，根据风险预测和风险分级制订个性化管控方案，精准提示最佳的个性化防控措施建议。

4）新型冠状病毒感染发展趋势推演：建立仿真模拟模型，通过控制某项指标,观察模拟趋势、应对措施以及经济影响的变化,预估该措施对疫情结果的影响。通过对比不同地区数据或同一地区时间序列历史数据,挖掘某些重大措施对疫情结果的影响,并通过归因分析方法排除混杂因子影响,评价影响防控效果的主因。

(二)模型应用

在实际系统应用过程中,智能预警预测子平台三大类智能模型需要根据实际的数据输入情况进一步动态完善基础模型,并根据系统设计输出相应的智能分析结果,具体如图 4-10 所示。

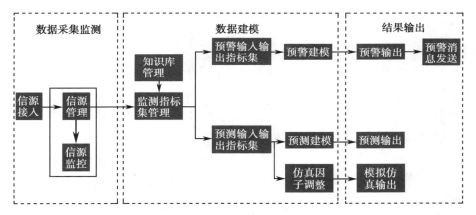

图 4-10　智能模型应用示意

模型的实际应用有三个核心环节:一是数据采集监测环节,模型输出结果的准确性除受模型本身影响外,输入数据的质量起了决定性作用,因此做好数据采集监测及质量控制,是保障模型发挥作用的基础;二是数据建模环节,人工智能建模及运算是个动态过程且存在一定不可解释性,输入输出指标集管理是系统的主要控制节点,在这一过程中系统可以通过与知识库进行互联同步来实现动态的指标集管理;三是结果输出环节,对于智能模型来说比较关键的是获取反馈结果,如预警模型输出的结果进入预警处置系统,其人工处置核查的反馈对于模型学习优化有重要作用。

(三)有效性评估

重大突发公共卫生事件应急管理信息平台的发展,在于构建智能的多元大数据分析挖掘能力,智能模型的灵敏度与准确性直接关系平台实际使用效果,因此需要构建相对系统的模型有效性评估机制,以最大限度保障模型的实际应用,具体机制如图 4-11 所示。

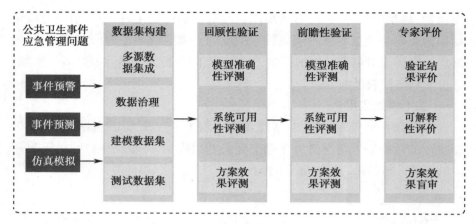

图 4-11 模型有效性评估机制示意

模型有效性评估主要包括四个环节：一是数据集构建，除基础的多元数据集成与数据治理流程外，模型有效性评估环节主要需要基于历史数据分别构建建模数据集和测试数据集；二是回顾性验证，主要在系统上线前进行评测，系统通过测试数据集首先对模型准确性进行评测，同时评测整体的系统可用性和方案效果；三是前瞻性验证，主要在系统上线后基于实际动态数据进行效果实测，评测内容与回顾性验证一致；四是专家评价，由专家对模型效能以及整体运行效果进行整体评价。

第五章

智慧应急响应

在面对重大突发公共卫生事件时,多点多渠道监测对于事件风险信号进行早期捕获从而实现"先知",智能预警预测对于风险和事态发展进行前瞻性研判从而实现"先决",最终所有的风险信号、研判决策都要落到公共卫生应急管理体系的具体行动上。如果说多点多渠道监测是公共卫生应急管理体系的感官,智能预警预测是其智能中枢,那么智慧应急响应则是其行动体系,从事件接报开始,需要构建覆盖决策指挥、指令执行、行动反馈、督查督办全环节的智慧化应急响应全流程闭环,实现"先知""先决"之后的"先行",从而真正打赢重大突发公共卫生事件应急响应的"时间战"。

本章重点从智慧决策指挥和智慧防控救治两大环节阐述智慧应急响应体系的构建,其中:智慧决策指挥是应急响应的行动中枢,负责 PDCA 闭环中的决策指挥和督查督办;智慧防控救治是应急响应的四肢,负责各业务条线的指令执行和行动反馈。两者结合,以智慧防控救治夯实各业务条线的数字化处置能力,以智慧决策指挥统领各条线的纵向执行和横向协同,最终以条抓块统的模式构建智慧化应急响应行动体系。

第一节　智慧应急响应设计思路

智慧应急响应以突发重大疫情、重大事故医学救援等重大突发公共卫生事件的指挥调度应急处置全流程为核心,以通信及视频协同平台为基础设施,利用大数据、人工智能等新一代信息技术支持对重大突发公共卫生事件进行决策指挥资源调度、防控救治任务执行、实时沟通反馈跟踪等。

智慧应急响应的核心在于"快",既要在最短的时间内对突发事件做出最快的反应下达指令,又要能够快速执行指令并反馈相应效果以实现动态指挥调整,做到全流程的数据闭环与业务闭环。

一、智慧决策指挥设计思路

智慧指挥调度作为智慧应急响应体系的行动中枢,需要实现精准动态的指挥调度,并且实时跟踪事件响应动态。平台通过一屏知全局、一键达基层、一网全闭环"三个一"功能体系的设计,实现上传下达、下行上知、精准决策的闭环。

(一)一屏知全局

重大突发公共卫生事件的精准决策指挥依赖于对全局信息的掌握,信息的展示既要重点突出,又要能够覆盖全局。从信息维度上,一屏知全局可以分为三个部分。

(1)知风险:知风险重点展示应急响应过程中,以多点多渠道监测网络为基础,以智能预警预测为枢纽的区域动态风险变化。尤其在面对处置周期较长的突发重大疫情时,第一时间掌握区域疫情风险有助于开展快速决策。

(2)知家底:知家底重点展示区域可用于应急响应的各类资源情况,包括储备、消耗以及可能的短缺。资源调度是应急指挥环节中极为关键的部分,对各类资源现状的动态掌握有助于实现需求与资源的精准匹配。

(3)知动态:知动态重点展示区域应急响应的各个重点环节,以及每个环节当前任务的执行情况。任务执行跟踪展示是保障决策指挥落到实处的必要环节,也是决策指挥能够紧跟事态发展进行动态调整的重要支撑。

(二)一键达基层

由于重大突发公共卫生事件的应急响应通常纵向涉及多层级,横向涉及多部门,指挥部的指令需要经过多层传递才能到达一线,其间存在各类信息衰减和滞后的问题。

纵向维度,由于省级平台注重管理,区县级平台更注重实际处置操作,市级平台是其中的枢纽,且智慧应急响应本质上是多条线业务的集合,并非一个单独平台或系统可以支撑,因此在实现一键达基层方面要进行综合考虑。总体来说,智慧指挥调度部分共性比较强且对信息贯通要求较高,可以采用省建两级部署三级应用的模式,同时也应允许市级层面在符合省级统一标准的前提下拓展个性化应用。智慧防控救治涉及系统较多且区域基础差异较大,因此更适合省市两级建设模式,省级聚焦管理功能并制定统一标准,市级重在具体操作功能并按标准与省级管理环节互联互通。

横向维度,由于涉及多部门不同系统,因此很难采取统一建设的模式,更多是通过系统对接实现信息共享和业务协同。网络方面重点需要打通卫生专网、政务外网和公安专网,数据方面根据不同地区机制充分发挥各省大数据管理部门的统筹作用,业务协同方面重点加强与公安部门、应急管理部门相关系统的业务流程衔接。

(三)一网全闭环

应急响应的全过程涉及多个环节的处置,在智慧决策指挥层面,系统设计需要把碎片化的处置环节以业务进行串联,实现对整个流程的全局把握。同时,系统可以根据具体事件应急响应的规则,梳理整个业务流程中的关键控制节点,比如每个环节的处置完成度、不同环节之间衔接的及时性等,并通过各业务系统的反馈信息对可能存在问题的控制节点进行预警提示,有条件的可以调取有问题节点的具体信息进行展示,以方便进行有效的督查督办,最终保障整个应急响应体系的顺利运转。

1. 预警处置闭环　预警处置闭环主要包含从任务分发到核查反馈的全流程(图 5-1)。根据属地化管理原则,业务流上省级预警任务须下发到市级,再由市级下发至区县并由区县安排核查任务执行并反馈。信息流上系统内部可以构建从预警任务单到排查反馈单的闭环,但在实际应用过程中也常需要与地市第三方排查系统进行对接以实现任务分发和核查反馈的闭环。

预警处置闭环向前衔接预警分析结果,向后衔接事件处置流程,构成更大的从预警到事件处置的闭环。向前预警分析结果会体现在核查任务单中,包括预警原因、级别、时间、地点等,不同的预警结果会基于预警知识库生成不同的核查任务和建议处置流程,相应处置结果也会反馈回预警环节以优化预警分析能力;向后一旦事件级红色预警被核实,系统将直接触发公共卫生事件上报,进入事件处置流程。

2. 指挥调度闭环　指挥调度闭环主要包含从应急响应启动到执行反馈的全流程。重大突发公共卫生事件应急管理过程中,在接到事件上报后首先由系统辅助完成事件的定级和预案的匹配,由省级卫生健康行政部门成立应急指挥部,确定工作方案,并协同市级开展应急响应。应急响应启动后,各级指挥部根据工作方案派遣应急专家和应急队伍,调度应急物资,向联防联控单位下发任务,相关任务接收方向指挥部反馈任务执行情况,构建指挥调度闭环。指挥调度闭环是一个多任务的动态闭环,随着事件的进展指挥者会动态调整任务,每个任务在信息流上都应形成任务单和执行反馈单的闭环,同时在整个事件响应终止后应完成事件的归档,构成最终的事件闭环(图 5-2)。

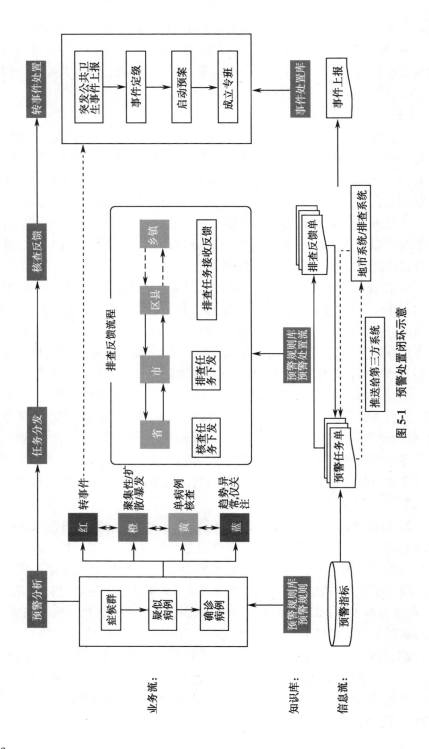

图 5-1 预警处置闭环示意

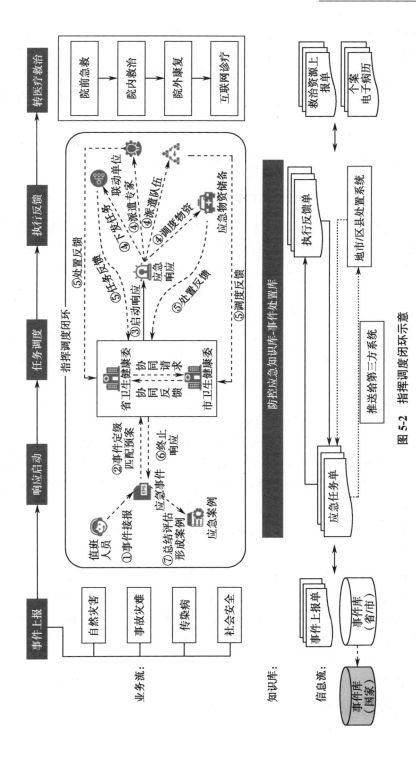

图 5-2　指挥调度闭环示意

107

指挥调度闭环向前衔接事件上报,向后衔接医疗救治,构建更大的针对重大突发公共卫生事件的医防协同闭环,其中与医疗救治的协同是重要的环节。在应急响应和医疗救治的协同中,一方面医疗救治资源的调度是应急指挥中的重要环节,尤其在重大突发公共卫生事件中容易出现医疗资源的供给不足,应急指挥部需要充分掌握医疗救治资源的动态变化,以便更为有效地配置救治资源;另一方面医疗救治机构对于个案的救治转归数据是研判事件趋势的重要依据,可助力应急响应的动态调整。

二、智慧防控救治设计思路

一旦出现确认预警消息转为突发公共卫生事件,应立刻开展相关防控救治工作,如与疾控中心应急作业体系、省级 120 急救中心、重大疫情救治基地的业务联动等。数据驱动的精准防控救治是提升应急响应能力的关键环节,如在防控阶段开展敏感高效的高危因素监测、迅速摸排确认、高质量的流行病学调查、坚决果断的隔离观察等;在救治环节实现确诊治疗、危急会诊、康复随访的全过程管理,并形成以 120 急救转运和远程医疗为主体的区域救治网络协同,实现"早隔离、早治疗"。

(一)智慧防控

智慧防控主要是针对指挥调度指令下一线防控工作的信息化支撑,需要同时兼顾常态化防控和局部应急处置,要充分运用科技手段提高疫情防控效率,纵向从每个核心业务条线入手,横向以整体平台为依托实现数据和业务两个闭环,构建条抓块统的一线防控信息化体系,助力主动防、早发现和快处置。其中基层社区防控是智慧防控建设的核心环节,平台需要充分考虑"上面千条线,底下一根针"的复杂状态,通过开展有效的数据共享、任务统筹协调以及处置执行支持,保障社区疫情防控高效运行。

第一,要实现各重点环节的业务数字化。从防控业务流程来看至少需要覆盖人群流动管理、排查协查、流调消杀、纳管跟踪四大核心环节,每个环节都应建立相应的业务系统,同时病原学检测系统应覆盖整个流程;可以运用智能化手段提升业务系统的工作效率,如排查协查环节可以使用人工智能外呼辅助,流行病学调查环节可以增加智能化数据分析辅助,纳管跟踪环节可以使用电子哨兵等手段(图 5-3)。

第二,要发挥平台层数据赋能作用。一方面要以人为中心整合各个环节的防控数据,另一方面要及时同步最新的应急响应信息,以减少错漏及重复工作。

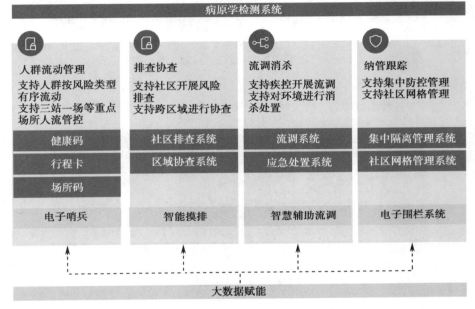

图 5-3　智慧防控业务系统数字化示意

（二）智慧救治

智慧救治是指针对具体突发公共卫生事件展开相应的救治,立足于医疗服务体系及其现有信息化基础。由于我国卫生健康信息化已经取得较好成果,从公共卫生应急管理角度,智慧救治的重点在于加强救治体系横向和纵向的协同,并通过技术手段辅助救治业务更好开展。

业务协同方面,重大突发公共卫生事件的救治既包含院前、院中、院后不同环节的协同,也包含救治过程中不同级别、不同类型救治机构之间的协同。具体来看:院前、院中的衔接主要由智慧院前急救系统承接;不同医疗机构之间的协同主要通过区域远程医疗系统结合全民健康信息平台相关功能承接;院后康复可以纳入基层公共卫生服务体系,但需要有针对性的业务功能支撑。

智慧赋能方面,5G 技术在院前急救领域应用最为广泛,同时在特殊的重大突发公共卫生应急响应场景(如方舱医院)中也有重要价值;人工智能的能力则主要体现在提升基层医疗卫生机构的协同救治能力上,包括帮助基层医生精准识别患者以及开展更高效的康复随访工作。

智慧救治业务系统数字化示意如图 5-4 所示。

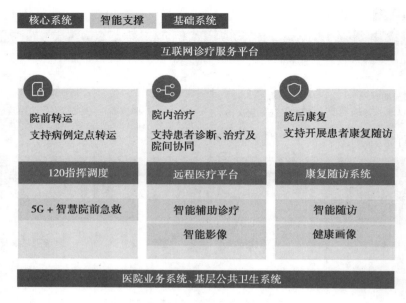

图 5-4　智慧救治业务系统数字化示意

第二节　智慧应急响应内容

一、智慧决策指挥

（一）整体架构

智慧决策指挥子系统是公共卫生应急决策指挥系统实现指令上传下达的关键通路。决策人员可以通过应急管理全景展示大屏获得防控相关的所有信息，相关信息均以地图形式进行可视化展示，系统还可对决策人员搜索的特定防控信息进行展示。防控人员通过系统能够快速下达指令，并接收到一线的执行反馈，主要功能模块包括应急管理全景展示、预警处置管理、应急指挥调度和应急资源管理，具体如图 5-5 所示。

（二）具体功能

1. 应急管理全景展示　应急管理全景展示核心功能是汇聚公共卫生应急管理主要核心信息要素，通过数据可视化技术，面向指挥者动态展示公共卫生应急管理事件的全貌，做到"一屏知全局"，以支持指挥者精准决策。

由于公共卫生事件种类繁多、信息复杂，为避免信息过载，在系统建设时可以通过主题屏、专题屏相结合的方式进行设计。具体如图 5-6 所示。

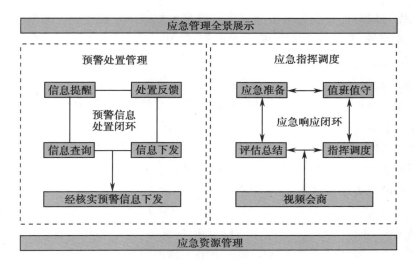

图 5-5　智慧决策指挥整体架构

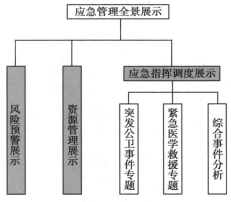

图 5-6　应急管理全景展示主要功能

风险预警展示、应急指挥调度展示、资源管理展示为应急管理全景展示的三大核心主题屏。

（1）风险预警展示：风险预警展示主要针对平时公共卫生事件的预防性管理，聚焦"主动防、早发现"，实现一屏知风险。主要展示内容包括多点多渠道监测网络运行情况、智能预警信号分布及预警信息摘要、预警信号处置及反馈。

（2）应急指挥调度展示：应急指挥调度展示主要针对战时应急响应，重点展示应急事件指挥与处置的全过程，核心在于事态的动态跟踪和任务执行闭环的展示，实现一屏知动态。根据任务对象和业务流程的不同，应急指挥调度可以分为突发公共卫生事件专题和紧急医学救援专题。除战时用于指挥调度外,系统还可在平时综合展示区域一定时间内各类突发公共卫生事件处置的综合情况。

1)突发公共卫生事件专题主要展示当前事件进展以及事件的处置情况。事件进展包含事件现状、区域风险、预测态势等。事件的处置包含区域处置和个案处置,业务流程覆盖防控救治各个环节。

2)紧急医学救援专题主要展示应对某一事件的医疗救治响应情况,主要涉及救治资源的调度、现场救治、伤员转运、救治结果等环节,同时同步应急管理部门关于事件态势的进展信息。

(3)资源管理展示:资源管理展示主要针对各类应急资源情况进行动态展示,重点面向应急决策指挥的资源调度环节,实现一屏知家底。资源管理展示主要对应急响应中所需的四类资源情况进行展示,包括人力资源、物资资源、医疗资源和药械资源。根据资源类别分别展示当前资源的储备量、分布、应用、短缺预警等信息,在战时应急响应时,短缺预警还包含基于仿真模拟的预测性预警信息。

2. 预警处置管理 在过往预警体系中,主要由中国疾病预防控制信息系统根据传染病报卡数据开展简单的疾病预警,其预警信号的处置流程也相对较明确。但在未来公共卫生事件多点多渠道预警体系下,预警信号的种类将会变得更为复杂,因此在系统建设时要充分考虑业务流程的可配置性,设立单独的预警信息处置系统以保障预警体系的闭环。具体如图5-7所示。

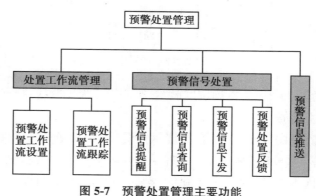

图5-7　预警处置管理主要功能

(1)处置工作流管理:预警工作流管理功能主要包括预警工作流设置和预警处置跟踪。其中:预警处置工作流设置是针对预警产生的信号提供处置流程的管理,包括不同等级不同类型预警信号的处置流程、规则要求等。预警处置工作流跟踪可以查看各种状态预警信号数量和预警执行流程进展,可直观看到每一类的信号处理的及时性。

(2)预警信号处置:预警信息提醒、预警信息查询、预警信息下发、预警处置反馈共同构成预警信号处置的闭环,其主要用户为预警信号处置的责任人。

1)预警信息提醒:当平台产生预警信号时,系统将通过站内信、短信等形式对用户进行预警信息提醒,用户可查看相应的预警摘要。

2)预警信息查询:提供预警信息查询功能,可以根据预警日期、预警类别、预警等级、处理状态等输出对应预警列表,用户可查看详情。

3)预警信息下发:对于需要核实的预警信息(如传染病预警信息),根据属地化管理原则,系统将预警信息及细节信息下发至相应地区的业务人员,由其进行核实。

4)预警处置反馈:可以根据预警信号核实情况对处置情况进行反馈,包括持续观察、作为事件上报以及经核实可关闭等。

(3)预警信息推送:预警信息推送更多面向与预警信号相关的部门或机构,如当系统发现某学校出现异常症状聚集时可以将预警信息推送给教育主管部门。系统可以根据需求配置推送条件和推送对象。

3. 应急资源管理 在卫生应急工作中,对于应急物资储备及其调用情况的管理至关重要。同时,为了确保储备物资的科学性,需要进行快速评估,以便及时发现不足之处,并满足卫生应急工作的需要。需要对卫生应急专家及队伍的信息进行管理,包括单位、专业特长、应急经验、应急装备等。同时为了应对重大突发公共卫生事件中的救治资源调度,需要在常态化监测中加强对医疗资源的监测管理。

应急资源管理包括资源目录维护、通信群组维护、四大类应急资源管理三部分功能,其中四大类应急资源管理主要做好资源的监测上报、短缺预警、分布展示,另外对于相对独立的应急物资提供采购调配功能(图5-8)。

(1)医疗资源管理:涉及紧急医学救援基地、定点医院、隔离病房/隔离点、重症监护室(ICU)、对应床位、急救车辆等,主要提供所属机构、资源存量、使用率等数据的上报监测功能,设定医疗资源短缺预警值,当资源存量/使用率达到预警值时触发预警。

(2)药械资源管理:涉及血制品、治疗药品、特定医疗设备、特定高值医用耗材等资源的监测管理,主要提供所属机构、资源存量、使用率、消耗量等关键指标的监测功能,设定药械资源短缺预警值,当资源存量/使用率达到预警值时触发预警。

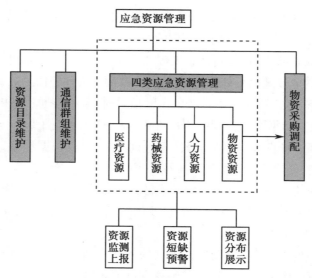

图 5-8　应急资源管理主要功能

（3）人力资源管理：涉及应急专家、应急队伍、专业医护人员、社会志愿者等多类人员，提供联系方式、所属部门、说明等监测功能，通过标记应急救援经验和专业能力，实现分类管理。

（4）物资资源管理：涉及防护用品、消杀用品、应急车辆等各类用品，提供仓库管理、出/入库管理、物资盘点、物资可视化展示、报警与预警管理、生产上报等功能。设定物资短缺预警值，当储备量减少到预警值时触发预警。针对物资资源提供采购调配功能，主要涉及物资集中采购管理和调配任务管理两部分内容。

医疗机构作为应急资源最为主要的资源储备、应用主体之一，其资源在院内分布于不同的科室，由不同的部门进行管理，因此在监测过程中要充分考虑医疗机构现有系统建设情况，采用多种数据采集方式，对于条件较好已建立院内人财物管理系统的机构可采用系统对接的方式。另外，部分应急资源涉及横向跨部门协同，如药械资源、物资资源的生产能力监测需要对接经贸部门，社会救助资源管理部分需要对接民政部门，因此在系统建设过程中须充分考虑多渠道数据源的对接，最终整合多渠道监测资源，依托全民健康数据体系搭建应急资源数据库。

4. 应急指挥调度　应急指挥调度是智慧决策指挥的核心业务系统，包含培训演练、值班值守、指挥调度、总结评估四个主要环节，同时应有视频会商系统做通信网络支撑（图5-9）。

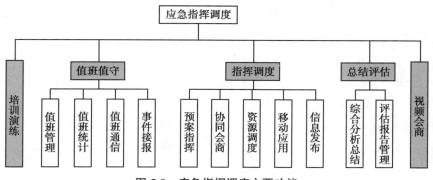

图 5-9　应急指挥调度主要功能

（1）培训演练：应急培训演练分为演练管理和培训管理两部分。演练管理具备演练计划制订、演练过程信息记录、演练总结评估、演练信息上报等功能，支持对历史演练数据进行分析查询。历史演练数据可以作为卫生应急知识库的组成部分，辅助支持智能辅助决策。培训管理具备培训计划制订、过程信息记录、总结评估报告生成、信息上报等功能，支持对历史培训数据进行分析查询。

（2）值班值守：值班值守子系统着力打通基层医疗卫生服务机构、医院、疾控部门与卫生健康行政部门之间的事件报送通路，服务于各级机构及卫生健康行政部门的日常值班值守工作，为信息接报、事件信息查询统计分析和值班管理提供技术支撑，落实值班排班制度和应急值守信息报告制度。包括值班管理、值班统计、值班通信和事件接报四个功能模块。

（3）指挥调度：指挥调度子系统为突发公共卫生事件的应急处置与指挥提供集中、统一、高效的领导指挥体系，做到指令清晰、系统有序、条块畅达、执行有力，精准解决疫情第一线的问题，包括预案指挥、协同会商、资源调度、移动应用、信息发布五个功能模块。

1）预案指挥：预案指挥模块可根据事件情况和类型匹配相应应急预案，指挥人员可以按照预案流程进行指挥调度，并对预案的执行情况进行全过程跟踪并存档。包括方案确认、方案执行、执行管理三个功能。①方案确认：系统执行方案，首先经过数字化预案匹配，再经智能辅助决策优化为数字化处置方案，最后借助系统提供的编辑修改功能，经修改确认后正式生效。②调度指令：方案启动后，系统按照工作方案将相关调度指令下发到指定的预案组成员，预案组成员可通过手机接收指令，并反馈处置进展情况。

为方便一线人员操作,方案执行部分功能须包含移动端应用。③执行管理:应急事件管理人员可对指令执行进行全程跟踪,相应处置人员的执行情况及反馈信息均会被记录,便于事件处置后的总结评估。执行管理包含督查督办功能,能够对任务执行过程中不符合要求的环节进行预警,显示预警问题、所属单位、责任人,并能执行督办操作。

2)协同会商:在突发事件应急处置过程中需要经过多次会商综合判定事件的性质、启动预案、研究处置方案、结案,这些环节需要系统对会商内容进行管理,并提供辅助会商支持的工具,主要有:会商管理模块用于组织、准备以及记录会商过程;协同办公模块用于在视频会议中进行远程查询及协同处理具体材料。

3)资源调度:资源调度模块依托智能辅助决策模块的应急资源配置功能,针对某一事件的所需功能,利用 GIS 空间分析功能,以突发公共卫生事件的事发位置为中心,在电子地图上直观显示应急资源在周边的分布。应急指挥调度人员可以查看任意指定范围内的各种资源的分布及相关详细资料,以便及时将资源调集到指定地点。

4)移动应用:通过移动应用为突发公共卫生事件处置有关领导现场指挥、现场人员与指挥中心的信息交互提供支撑。提供即时通讯、事件查看、信息报送、任务管理、电子地图、通讯录、视频回传、视频会商及离线支持等主要功能,打造移动办公、移动应急应用模式。

5)信息发布:信息发布主要支持对不同级别信息进行分类、分渠道发布。主要包括信息输入、发布渠道管理、发布监控和发布统计分析四大功能。

(4)总结评估:总结评估模块主要支持对事件进行全面复盘分析,以便对预案、处置流程、技术规范进行有针对性的优化。总结评估模块主要提供事件综合分析总结和评估报告管理功能。其中:事件综合分析总结主要基于事件的基本处置信息对事件进行多方面的总结分析,包括事件概况、事件背景、事件处置过程、事件结局、处置效果评估等方面;评估报告管理主要用于评估报告的上传、审批、归档以及查询等。

(5)视频会商系统:视频作为一种信息量丰富、现场还原度高的信息载体,在应急响应过程中正在发挥越来越重要的作用。在重大突发公共卫生事件应急管理场景中,视频系统主要包含两部分,即视频会议系统和视频监控系统。

1）视频会议系统：公共卫生应急管理视频会议系统的建设覆盖范围主要是各级卫生健康行政部门、医疗机构、疾控中心等。在重大突发公共卫生事件应急管理中还需要横向覆盖指挥部各专班、公安部门、政法委、交通部门等，纵向需要下沉到街道/乡镇，实现省、市、县、乡四级贯通，是指令一键达基层的重要支撑。

公共卫生应急视频会议系统融合内线电话、外线电话、集群对讲、单兵设备、执法记录仪和视频会议等音视频资源，覆盖公共卫生应急处置一线和后方专业支持力量，建立跨系统、跨平台的融合通信系统，满足多样化的协同会商需求。系统不仅支持在通讯录中组建音视频会议，也支持非通讯录成员以及与操作员通话中的成员加入会场，可以同时召开多个会议互不干扰。点击某个座席成员，可以看到成员的登记信息及地理定位，实现内线电话、外线电话、集群对讲、视频会议终端、单兵设备、可视电话等终端召开音视频会议功能。

2）视频监控系统：搭建省、市两级视频监控平台，并接入各地定点医疗机构视频监控信号，实现对突发公共卫生事件的快速反应、远程调度、视频指挥、有效处置以及远程培训等功能，满足今后扩展覆盖全省（区、市）各级医疗机构、疾控机构的需要。

系统支持多种无线网络接入模式，主要包括卫星通信、4G/5G、微波等无线网络，实现手机移动终端（全省）、单兵终端（全省卫生健康行政单位）、无人机（省级部署）、指挥车/救护车（省级部署）等移动视频业务应用，实现移动端在任意地点、任意时间、任意环境的接入，在处置突发公共卫生事件时进行移动视频通信和开展移动应急指挥调度业务。

二、智慧防控救治

与智慧应急响应各系统紧密关联不同，智慧防控救治是防控救治体系各个环节的独立业务系统集合，因此智慧防控救治更多是从业务流程出发，对流程中的信息化断点进行查漏补缺，在此基础上辅以不同的智能化手段以提高其效率。

（一）智慧防控

以智能化、数字化科技手段实现防控救治双闭环管理，优化资源布局，坚持医防融合、平战结合，健全应急医疗救治体系，提高精准防控作战能力。面向重大疫情，当监测到高危因素时，立即启动"初步排查-流调消杀-隔离观察",实现更精准、更有效的"防",把公共卫生安全"防护网"织得更密更牢。当病原学监测结果为阳性时,立即启动"确诊治疗 - 危重会诊 - 康复随访"整个区域 / 院内多科室部门协同救治全流程,强化各个流程的衔接及管理,提高医疗救治工作中的收治率、治愈率,降低感染率、病死率,集中力量把疫情控制住,从而实现提升危重症救治效率的目标。

1. 病原学检验 病原学诊断是病原微生物感染传染性疾病诊断的金标准,在大部分传染性疾病引发的重大突发公共卫生事件中,明确病原对于疫情防控有重要的价值。除临床检验体系外,疾控实验室检测也是明确病原的重要途径。相对于临床检验体系的信息化建设,疾控实验室信息管理能力仍需要较大的提升。

新一代实验室管理信息系统借助移动互联网等信息技术,建设实验室管理系统、现场采样系统两大应用系统,提高检测效率,实现检验检测全过程的信息化、自动化、网络化和智能化。

(1)实验室管理系统:实现实验室管理业务全过程信息化、自动化、网络化和智能化的建设目标,建设与各业务模块快速联动的实验室管理系统,一方面支撑实验室专业化业务的高效作业,包含对检测业务的管理、实验室资源的管理、实验室业务的管理,另一方面支持对实验室各类基础数据、分析数据进行统计查询、快速传输及共享,实现实验结果快速同步、高效展现,更好地为突发公共卫生事件应急处置提供辅助决策支持。

(2)现场采样系统:支持移动端 +PC 端现场采样和现场检测功能,包括人体与环境、水及涉水产品、食品卫生安全、公共场所卫生、病媒生物、健康危害因素等的现场采样功能,将信息系统管理广度延伸到每一次采样的现场,实现采样管理自动化、实验室检测无缝衔接、数据处理及相关表单合成智能化。现场采样系统需要配套条码打印机、扫码枪等设备。

2. 人群流动管理 在应对由传染病导致的重大突发公共卫生事件过程中,人员流动大或者人口密集的场所(如交通枢纽,人群聚集型公共场所,机关、企事业单位,社区等)均是防控的重要卡口,掌握相关卡口的人员流动情况对于掌握传播链、切断传播途径有重要价值。健康码系统、场所码系统是新冠疫情防控过程中针对人群流动管理应用较为广泛的业务系统,在应对其他重大突发公共卫生事件时也有一定的借鉴价值。

(1)健康码系统:健康码是以真实数据为基础,由个人通过自行网上申报,经后台审核后生成的属于个人的二维码。健康码作为个人在区域内出入通行的电子凭证,可实现一次申报,全区域通用。系统以二维码为载体,通过对个人数据进行分析对其风险进行判定,并按风险等级对域内人员流动进行有序管理。

1)主要功能:健康码系统的主要功能可以分为个人端功能和管理端功能两大部分。个人端功能主要为个人信息填报和健康码展示,同时支持家人代申请。管理端核心功能是转码规则管理,同时支持人工审核转码。

2)智能支撑:健康码对于个人风险判定的准确性依赖于数据的准确性和判定规则的有效性,当某一事件发生时,以多点多渠道监测为基础的个人防控档案数据整合,结合智能化的综合风险判定规则,可以更好提升健康码的应用效果。

(2)场所码系统:与健康码作为个人凭证相对应,场所码是重点场所的"身份"凭证。场所码系统核心是对场所进行赋码,结合健康码个人信息,通过对某一时间点扫码或反向扫码信息进行分析,将场所、个人、时间点三个要素进行关联,用以掌握重点场所人员流动情况,在发现高风险人员时,可以快速定位风险点位及时空伴随人员。

1)主要功能:场所码系统主要功能可以分为申领端功能和管理端功能。申领端功能主要面向场所相关管理人员,由其填报申请场所信息以生成场所对应二维码以供出入者扫码登记,同时申领端还可以关联申请人员与场所,以供反向扫码登记并对扫码对象的信息进行展示。管理端功能主要分为场所管理、人员管理、扫码记录管理等。场所及人员管理用于场所码及其管理人员的申请审核、申请记录查看及分析,扫码记录管理主要用于展示一定区域或某一场所的扫码记录,支持按关键词进行搜索。

2)智能支撑:在重大突发公共卫生事件应急管理过程中,需要查验的个人信息可能分散在不同的系统,实际应用过程中可能出现多次查验造成不必要的人群聚集现象。快速识别个人身份,并以此为主索引关联各类需核验的信息,能够提高场所核验的效率和依从性。如电子哨兵软硬一体系统,通过硬件加人脸识别技术完成测温、身份识别,并通过数据共享同步其他个人需检验信息,可以接近无感核验。

3. 社区网格化管理 城乡社区社会治理体系的基本单元,也是重大突发公共卫生事件应急管理的重要阵地,提高社区管理信息化水平,对于提高应急反应能力和管理服务水平有重要帮助。社区网格化管理工作重点聚焦在摸清底数、快速排查和重点人员管理上。社区工作虽然从任务来源上可能分属于不同管理口径，但执行者通常相同，因此在系统设计层面可以对社区工作进行整合，建设统一的面向公共卫生事件管理的业务系统，也可以根据实际情况独立建设业务系统后进行集成。

（1）主要功能：社区网格化管理系统从用户角度可以分为面向居民的公众端，和面向基层工作人员的管理端，其中管理端应包含移动端和PC 端。

公众端主要功能为提供个人自主信息上报，包括常态化的个人基本信息定期上报更新，也包括处于居家管理期（如居家隔离、居家健康监测）的自主健康监测数据上报。除基本的上报功能外，公众端还可以提供公共卫生应急管理宣教功能，面向居民提供事件动态、防控政策、健康知识、周边资源分布等信息。

管理端需要包含基层各类工作的执行、任务的管理、区域基本情况管理等功能，主要功能包括以下几个方面。

1）摸排管理：基层摸排的内容主要涉及两个方面，第一是社区基本情况摸排，第二是社区重点风险人员摸排，前者重点掌握社区居民的基本情况，如特殊需求人群、流动人口等，后者主要用于具体防控处置工作。系统提供摸排任务清单，并有摸排信息上报功能。

2）纳管人员管理：社区纳管人员主要指居家健康监测或居家隔离人员。纳管人员管理需要对相关人员居家管理的全过程进行跟踪，系统提供纳管人员清单，提供纳管人员监测数据上报功能，对于异常托管的人员进行预警提醒。

3）任务管理：对下发到社区的各类防控任务进行管理及分配，并跟踪任务执行过程。

4）社区基本情况管理：对社区基本情况进行管理，包括户籍人口、流动人口、工作人员、周边防控资源等情况。

5）移动应用：主要面向一线工作人员的移动端，提供便捷的任务查看、信息填报、任务执行反馈功能。

（2）智能支撑

1）智能语音：智能语音排查是排查协查环节的主要智能支撑手段。智能语音排查主要包括四个功能要点：第一是根据面向的特定事件建立排查内容文本;第二是应用智能语音合成技术将排查文本转换为自然语音输出;第三是应用语音识别及解析技术,对排查人的回答进行语义辨析,准确识别人类语言,理解识别深层意图,并准确回应;第四是结合创新词汇提取方法和录音标注系统,将语音智能转化为结构化数据并上传排查系统。

2）电子围栏:对需要进行居家的纳管人员,可以采用电子围栏技术加强管理。如应用电子门磁智能检测门开合状态,提供"打开报警""超时报警""人流统计"等功能。如果门被打开,社区工作人员可第一时间收到短信和语音报警通知,大大提高了重点人员动态管理效率。

3）大数据支撑:除智能语音工具外,大数据精准任务推送以及个人防控档案同步对于基层排查发挥着重要的减负增效作用。大数据精准推送主要通过智能预警预测子平台筛选区域内高风险人群推送至基层进行精准排查,可以有效缩小排查范围;个人防控档案同步可以让基层掌握针对同一风险人员的其他防控环节信息,减少不必要的重复工作。

4. 流调消杀　当发现阳性病例、密切接触者、次密切接触者等重点人群时,需要对个案进行详细流行病学调查,并对相关重点场所进行消杀。此环节主要由专业疾控人员负责,系统也主要用于支撑疾控相关业务。消杀业务相对简单,主要涉及疫点消杀任务的执行、对相关单位的消杀指导以及相应的统计分析,本书在此仅简要介绍流行病学调查系统。

流行病学调查管理系统建设目标在于利用大数据、人工智能技术实现传染病报告卡和核酸阳性自动触发流行病学调查任务,实时分配流行病学调查任务,公卫部门、公安部门、工信部门协同作战,实现对符合诊断标准的法定传染病和突发急性传染病确诊病例、疑似病例和密切接触者流行病学调查结果的信息管理,以最快的速度"找上家、管本家、追下家",达到"先严先扩,先管后筛"的管理效果。

（1）主要功能:流行病学调查系统的主要建设内容包括流行病学调查信息采集、任务管理、模板管理、结果分析等功能。

1）流行病学调查信息采集:需要具备患者个人基本信息、危险因素与暴露史信息、感染途径信息、污染范围信息、发病与就诊信息、疾病临床进程信息,密切接触者基本信息、接触信息、发病信息及健康监测、调查机构 10 项数据采集功能;系统应可以支持移动端数据采集。

2）流行病学调查任务管理:根据不同流行病学调查任务来源生成流行

病学调查任务推送至相关区域流行病学调查负责人,并由相关区域流行病学调查负责人在系统中进行流行病学调查任务分配。分配任务之后流行病学调查人员在 PC 端和移动端(PAD)都可以接收任务。系统可对流行病学调查任务的执行情况进行跟踪,并查看任务详情。

3)流行病学调查模板管理:流行病学调查模板管理主要构建不同类型的结构化流行病学调查模板,支持对模板进行增、删、改、查。

4)流行病学调查结果分析:可以对流行病学调查结果进行可视化展示,可自动生成统计分析结果,可输出流行病学调查报告并对报告进行管理。

(2)智能支撑:流行病学调查是数据采集与数据分析的过程,其智能支撑也主要体现在信息采集和信息分析两个环节。在信息采集环节,一方面可以通过同步公安、工信等部门的数据,自动补全个案相关流行病学调查信息,另一方面在现场流行病学调查中可以利用智能语音识别、光学字符阅读器(OCR)等技术提升流行病学调查效率;在数据分析环节,在可视化分析基础上,根据不同事件的流行病学调查报告模板自动生成流行病学调查报告初稿将极大提升疾控人员的工作效率。

5. 隔离管理　隔离管理模块主要用于对高风险人员进行集中管理的场景,由于涉及定点的隔离场所和专门的管理人员配置,因此需要建设独立的隔离点管理系统。

为满足不同用户需要,系统提供管理 PC 端、隔离人员管理 APP 端、隔离人员自助上报 app 端。主要功能包括隔离点管理、隔离点房间管理、医务人员管理、隔离人员管理、每日巡查、隔离点报表统计等功能。

(二)智慧救治

1. 院前急救　以 120 指挥调度为核心的智慧院前急救系统是智慧救治体系的起始环节,也是衔接防控与救治的关键环节。智慧院前急救系统平时进行省(区、市)下辖各区域急救信息系统的数据收集、汇总、质量控制与应急事件预警,战时可直接了解区域院前急救的工作情况,并可以实时对全省(区、市)急救资源的调配进行应急处置。

(1)省级急救数据可视化展示及预警平台:通过大屏幕系统,对全省(区、市)院前急救的数据进行分类展示,显示全省(区、市)急救资源分布情况。可实时对全省(区、市)院前急救数据进行分析及预警。预警平台程序检测到符合预警条件的事件后,会发出声光报警,系统自动发送短信通知相关人员。接收到预警信息后,省级急救中心平台可以启动重大事故预案,协调调度全省(区、市)的急救资源进行增援。

(2)全省(区、市)院前急救协同救治与重大事件指挥系统:发生重大突发公共卫生事件时,实时查看全省(区、市)可以调派的资源,实现统一指挥。实时查看事件所在地周边城市的急救资源情况。各机构配置一套协调指挥坐席,协调指挥坐席须配置摄像头、麦克、音箱等音视频设备,有需要时可实现音视频通信。

各地市120系统实时上报突发事件信息,省级急救中心联网协调指挥坐席可实时跳出告警提示,可以显示事件等级、事件描述、伤亡人数、救治情况等。联网协调指挥坐席可查看全省(区、市)可以调派的资源,实现统一指挥。可实时查看事件所在地周边城市的急救资源情况,为保证急救力量尽早到达,当需要周边就近的救护车出动时,可向省级急救中心发送协作请求,由省级急救中心统一调派各地救护车前往支援。

(3)急救呼救定位平台:通过手机报警定位进一步缩短调度时间,使调度员对呼救者的综合信息掌握更全面和准确,达到调度员对呼救者准确施救的目的。主要功能包括信令鉴权系统建设、手机定位平台建设、三家基础运营商(电信、移动、联通)接口与现有120指挥系统及其他系统的对接等。

(4)省级院前急救质量控制管理:对急救全过程进行控制(从呼救者拨打急救电话到急救完成),包括对呼救者、急救分站、救护车、接收医院的控制以及对急救过程信息、急救质量的控制。依据标准对实际的急救工作进行检查(数据采集),并通过评估体系对急救工作进行评估,从而获得该单位的急救质量水平,以统计表格及图表的形式,指出工作的不足之处,从而促进其加以改进。

对受理调度进行质量控制,基于数据中心的系统详细记录急救调度操作的各关键时间点、调度员工作与离席时间、救护车工作的各关键时间点,从而完成对急救受理流程的质量控制。

(5)满意度回访系统:通过此系统抽取急救事件,短信联系病家,询问其对急救服务是否满意,如病家回复为不满意,可电话问询不满意的准确原因,予以解释或改进工作。

2. 院内救治　重大突发公共卫生事件的医疗救治工作包括院内救治和院间救治协同,其信息化支撑依托于全民健康保障信息化工程建设以及各医疗机构的信息化建设开展,其中基本的远程医疗、双向转诊等区域协同平台,以及院内的医院信息系统(HIS)、电子病历系统(EMR)、实验室信息系统(LIS)、医疗影像系统(PACS)等基础信息系统已经基本具备。在省级统筹层面,加强院间的协同管理,提供统一的智能化支撑体系,可以作为强化区域医疗救治能力的信息化支撑。

(1)远程医疗业务监管与移动服务支持

1)远程医疗业务监管:系统应具备医疗机构资源管理、接入端数据管理、远程会诊过程监管、远程会诊效果监管、远程会诊监管记录整理、远程会诊评价管理、会诊数据统计分析等功能,具体功能需求包括以下几方面。

一是数据采集。包括会诊申请信息(会诊申请医院、申请科室、申请医生、申请日期,会诊类型、预约时间、预约医院、预约专家等)、流程节点信息(会诊状态、审核时间、安排时间、会诊时间等)、检验信息(血常规、尿常规等一系列检验数据)、影像信息(CT、X线、MR、超声、内镜等原始影像数据及检查报告等)、医嘱信息(长期医嘱、短期医嘱、院外带药等信息)、会诊过程视频、会诊纪要等远程医疗所涵盖的数据信息。

二是服务监管。基于服务平台数据信息,实时监管全省(区、市)各医疗机构会诊在线状态,查阅提供远程服务医院的服务数量、会诊数据以及患者分布、疾病分类、会诊响应时间等。统计分析、挖掘服务与图表展示统一,数表统报与大屏幕展示匹配。

三是建立病历中心(大数据):①在线建立或抽取医院相关数据建立远程医疗病历中心(原则上为阳性病理),包括影像数据、病历数据、心电数据、检验数据、会诊数据等,以实现远程数据追溯、病历质控以及远程协同应用(包括分级诊疗、双向转诊等);②病历数据中心需要将患者的病历信息进行划分,通常分为基本信息(获取)、电子病历(交换形成)、传输信息(影像、检验、心电、病理等信息)以及会诊信息等几大类,平台将数据采集到病历库后自动关联到对应的类别下,全过程无须人工干预;③根据服务平台用户角色需要,提供病历信息相关检索、查询、调阅、协同等功能,并能结合相关培训业务系统提供相关培训材料(须进行信息脱敏)。

四是专家管理。根据管理制度和规定,建立全省远程医疗专家库,并且与远程预约、远程会诊形成统一的管理体系,方便开展绩效评估、工作评估以及多点执医和家庭签约等业务。专家库成员由医院通过服务平台进行推荐,由省级统一管理和维护。

五是统计分析。基于抽取或对接各类远程医疗服务中心（平台）相关数据（可扩展），提供多角度、多层面数据统计分析功能，包括整体情况［如全省（区、市）开展远程医疗活动的医疗机构数量、会诊量、会诊专家人数、会诊费用、专家评分、绩效评估等相关的信息］和个性化情况（针对提供服务医院、提供服务专家、接受服务医院、患者等相关信息）。

2）移动服务支持：

在常规依托于全民健康保障信息化工程的远程医疗平台基础上，系统还应满足基层医生、专家用户的移动端使用需要，满足紧急情况下远程医疗业务应用需要，同时能够充分利用专家和医生的碎片时间，提高远程医疗服务效率。

系统应提供远程会诊/门诊移动端应用，实现与现有远程会诊/门诊系统进行无缝集成，实现手机 APP 功能，满足远程会诊在手机端、移动电脑端、科室端等场景的互补应用需要。系统具备发起会诊申请、查阅本院 HIS 和电子病历（需对接）、接收会诊申请、查阅会诊资料文件、视频通信、提交会诊报告、远程门诊排班、远程门诊病历、远程门诊报告等功能，讨论群可进行文本交流，可分享会诊病历和医学影像等。系统应满足远程专科诊断移动端应用，为专家、申请医生提供移动端管理工具，功能与 Web 端基本一致，支持业务申请、报告、审核、视频咨询等业务管理功能，还支持收藏夹、讨论群等其他功能。

系统应提供远程教育移动端应用，采用 APP、小程序等多种方式，实现对远程教学资源的直播、点播观看，实现在线学习功能，为基层医务人员提供一个可以随时学习提高的移动端教育平台。

（2）智能辅助系统：区域智能辅助系统的建设可以全面推进临床诊疗的智能化水平，尤其可以帮助基层医疗机构快速提升服务水平，同时在遇到重大疫情时也可以有效提升区域的整体医疗服务能力。

1）智能辅助诊疗：智能辅助诊疗系统支持法定传染病以及基层常见病的辅助诊断及治疗推荐，并与医生工作站实现深度集成，能在医生诊疗过程中提供实时的智能辅助。主要功能包括以下几个方面。

a. 辅助诊断：针对患者的临床信息（主诉、病史等信息以及检验信息）进行可能性标识，智能判断患者疑似疾病，实时引导医生全面考虑患者病情，与其他疾病鉴别，并排除其他疾病的可能性，列出相关的诊断，避免漏诊、误诊。

b. 治疗推荐：应用治疗推荐模型分析患者基本信息、既往病史、检验检查数据推断出该患者可能的治疗方案。另外通过对现有人群的病历数据进行数据聚类、分群以及挖掘，找到与当前患者相似的人群的治疗方案，将二者融合，最终将具体的治疗方案呈现给医生。

c. 知识检索：提供基于疾病、药品、症状、检验检查、手术的权威知识库，医生可以应用检索功能查询学习相关诊疗知识。

d. 循证依据：基于真实世界证据结合治疗方案给出循证依据，医生可以根据选择的治疗方案查看治疗指南等依据，同时系统给予相似人群分析和数据依据支撑。

e. 合理用药：按照医学、药学的专业审查原理，以医学、药学专业知识为标准，能在医生录入医嘱时提供相关药品资料信息，同时对医嘱进行药物过敏史、药物相互作用、禁忌证、副作用、注射剂体外配伍等审查来协助医生正确地筛选药物和确定医嘱，并能在发现问题时及时进行提醒和警示，以减少错误发生的可能。

f. 检验检查项解读：依托现有的实验室信息系统（LIS），根据专家系统库规则，对检验数据做出综合分析和解释，实现了检验危急值等重要信息提示和项目临床意义的查询，并为临床提供诊疗建议。

2）智能影像辅助诊断平台：智能影像辅助平台的建设可以全面推进影像诊断的智能化水平，尤其可以帮助基层医疗机构快速提升影像服务水平，同时在遇到重大疫情时也可以有效提升影像诊断效率。

a. 新型冠状病毒感染 CT 影像辅助诊断：肺炎 CT 辅助诊断引擎通过对肺炎 CT 影像进行智能化分析与定量评价，对磨玻璃影、肺实变和混合磨玻璃影等病灶进行自动检测和定量分割，并对肺部受累情况和严重程度进行分级；对病灶的形态、范围、密度等关键影像特征进行定量测量和直观展示，辅助评估肺部受损程度和对病患呼吸功能的影响；对同一患者多次扫描图像进行对比分析，定量度量病灶的改变情况，辅助医生对病情发展趋势、治疗效果、转归情况等进行智能评估。

肺炎 CT 影像辅助诊断的主要功能包括：①解剖结构检测：在 CT 扫描片上对肺叶（左肺两叶，右肺三叶）进行分割，对每一个横断面上的肺部区域进行分割，改进在病态肺条件下的肺部分割；②解剖结构定量分析：计算全肺体积；③肺炎征象检测：在 CT 扫描片上检测并分割与新型冠状病毒感染紧密相关的磨玻璃影、斑片影、实变影、肺实变和混合磨玻璃影等多类异常征象,同时对病灶区域的体积、密度等定量指标进行测量;④综合所有信息,根据用户需求提供自动化影像报告。

b. 其他影像辅助诊断:胸部 X 线片辅助筛查为基层医疗机构及科室提供胸部 X 线智能分析及病种诊断功能(目前支持心脏肥大、胸腔积液、肺炎、肺部肿块 / 结节、肺实变、肺结核等肺部常见病种的诊断),快速提升医生对胸部 X 线片的诊断效率和诊疗质量。主要功能包括对数据进行实时分析,输出 AI 分析结果是否存在异常,以及提出可能存在的疾病类型。当 AI 分析发现存在异常病例时则立即提醒医生。

头部 CT 智能辅助诊断为基层医疗机构及科室提供头部 CT 影像中对五种出血性症状进行 AI 辅助诊断的功能,不仅可以对出血病灶进行定位,还可以定量计算出血体积,检测中线结构,对脑分区进行标注,生成检测报告等,从而辅助医生在头部 CT 片子上快速确定病变类型,提升基层医生的诊断效率和诊疗质量,降低漏诊率和误诊率。

腰椎 CT 智能辅助诊断为基层医疗机构及科室提供腰椎间盘 CT 智能疾病诊断功能,可对腰椎间盘突出、腰椎间盘膨出、椎间盘退行性改变、椎管狭窄、骨质增生等常见腰部疾病进行 AI 辅助诊断,提供对病灶进行精准定位、分类,椎间盘影像轴线重建,生成检测报告等功能,从而辅助医生在腰部 CT 片子上快速确定病变类型,提升基层医生的诊断效率和诊疗质量,降低漏诊率和误诊率。

3. 院后康复　经医疗救治康复的患者重新回归社区,对于需要进一步跟踪随访的患者(如新发传染病需要明确后续影响的患者),可以依托现有基本公共卫生服务体系,新增特定病种管理功能模块,开展随访跟踪服务。

(1)主要功能:家庭医生服务相关管理模块首先同步共享中国疾病预防控制信息系统的信息,按照属地管理原则对出院患者个案信息进行分拣,推送至相应的社区卫生服务中心。其次提供特殊病种管理建档功能,支持对患者出院或解除隔离后的健康信息进行持续监测,包括必要的出院复查、重点症状监测、健康随访等。

同时系统还可以为患者提供自我康复管理应用,包括疾病后续康复相关的健康教育,与家庭医生进行线上沟通,根据康复管理计划开展个人康复管理与功能训练等功能支持。

(2)智能支撑:对于需要长期管理的患者,可以采用家庭医生与智能随访相结合的方式开展服务。智能随访模块可以根据患者救治相关电子病历数据对其进行健康画像并制订相应的康复管理计划,提醒患者按计划开展康复,如复诊提醒、健康监测提醒等。同时应用智能语音技术开展智能随访,可提升家庭医生管理效率。

4. 互联网医疗　互联网医疗服务系统在重大突发公共卫生事件应急管理中凭借其线上化、高可及的优势,主要在信息发布、问诊购药等环节发挥作用,一方面以权威的信息沟通渠道对居民进行有序引导减轻焦虑,另一方面可以有效分流线下就诊需求,降低交叉感染风险,缓解医疗服务压力。

互联网医疗服务系统通常有三种建设方式:一是由不同医院独立建设,对外提供本院医疗服务;二是由卫生健康行政管理部门牵头搭建区域性互联网医院,整合区域资源提供服务;三是由第三方商业互联网医疗公司建设,互联网医疗公司需与实体医疗机构合作,并由合作的医疗机构提供服务。在重大突发公共卫生事件应急管理过程中常出现医疗服务供给不足的问题,区域性服务平台更有利于资源的配置和统一管理,在实际应用中区域健康服务门户也会尽可能集成各医院自有的互联网医院,在一定程度上实现统一入口、统一管理。大型第三方商业平台通常具备更广泛的全国性医疗资源,但和本地医疗服务的衔接度不足,在必要情况下可作为区域医疗服务的补充。

(1)主要功能

1)信息发布:提供官方的事件动态信息、医疗服务信息及权威的健康科普信息,同时也提供信息上报、紧急求助等功能,为居民提供官方的沟通渠道。

2)咨询问诊:提供在线问诊功能,可包含图文、视频、电话等多种形式。

3)在线购药:提供电子处方、处方审核、处方流转等功能,实现线上处方线下配送的购药方式。

4)支撑功能:包括统一支付、订单管理等,以支持互联网医疗服务的开展。

(2)智能支撑:智能健康助手类应用基于权威的知识图谱和智能问答技术,可以提供智能的常见问题咨询、个人健康自诊等自助式服务,在重大突发公共卫生事件中可以有效分担医生的线上服务压力,同时提高互联网医疗服务的响应速度。

第三节 关键支撑

一、多跨业务协同

重大突发公共卫生事件应急响应是整个社会治理机制的应急响应,只有充分发挥政府、市场、社会等多元主体在突发公共卫生事件应对中的协同协作、互动互补、相辅相成作用,才能有效应对。这一过程中,需要充分发挥平台作用,助力落实各方责任,保障任务协同开展。

1. 纵向省市县三级协同 不同级别的突发公共卫生事件需要不同程度省市县三级联动。通常Ⅳ级响应局限于区县级;Ⅲ级响应需要市县两级联动,必要时需要与省级专家进行联动;Ⅱ级以上的响应则必须省市县三级纵向联动。

一是避免出现信息孤岛。完善的顶层规划是实现省市县三级高效联动的基础,在系统设计之初就应充分考虑省市县三级功能定位,明确三级相应的建设任务,在标准和功能层面做统一规划。缺乏顶层规划容易导致各地市各自为政,出现多地多套系统多套标准的情况,从而导致大量的信息孤岛影响联动效率。

二是充分考虑个性化需求。在全省(区、市)一体化的规划原则基础上,要充分考虑市县两级个性化的公共卫生应急管理业务需求,从架构角度支持市区两级在统一标准的框架内,实现个性化功能拓展。

2. 横向跨部门业务联动 公共卫生应急事件管理的有效开展需要多个业务条线和部门进行横向协同,如卫生健康体系内部医疗救治和疾病防控的医防业务协同,卫生健康体系外部在应急响应过程中的联防联控等。在实施过程中,日常工作和战时应急响应协同的重点和部门有所不同,在平台建设过程中,需要重点解决两方面的问题。

一是明确平战协同重点。公共卫生应急事件在平时重在监测预警,一方面强调的是业务专业性,另一方面涉及对不同分析结果的应对决策,核心协同在于专业条线和行政条线的协同,系统须同时考虑相关业务需求。战时在监测预警基础上,重在指挥调度联防联控的协同,核心是不同部门间决策指令与执行信息的同步与反馈,对实时性要求较高。

二是梳理系统对接需求。横向业务联动需要重点梳理直接对接的业务系统,此类系统通常业务关系紧密,对数据交互的实时性要求较高,由于卫生健康体系内部、各部门业务系统之间均较为复杂,需要提前梳理并进行统筹规划。

3. 全链路闭环跟踪 实现全链路闭环跟踪,在平台层面需要从业务、数据、规则、应用多个层面进行整体规划设计。

（1）业务层面:以应急预案为基础,细致梳理各项任务的业务流程,明确流程中的任务内容、责任部门、各环节的衔接点,并设计相应的跟踪节点。

（2）数据层面:以任务流中的跟踪节点设计为核心,梳理数据来源及采集需求,并以任务为核心进行数据整合。

（3）规则层面:根据事件应急响应的要求及相应规则,建立应急响应督办模型,能够对多来源任务反馈数据进行分析研判,发现未按要求执行的任务节点并及时预警提示。

（4）应用层面:建设任务督办功能模块,展示目前预警的任务节点及其对应的属地、责任部门、层级乃至责任人,同时可执行督办操作,根据后台任务流程设定将督办任务通过平台发送至对应的业务系统,并跟踪督办任务的执行情况。需要注意的是,在实际应用过程中督办功能核心覆盖的用户是政府行政管理部门,在社会和个人的责任落实方面,一方面可以通过行业行政主管部门进行推动,另一方面在面向社会的应用端也可以做相应的提醒设计。

二、GIS 应用支撑

在突发事件应对过程中,对疫情或突发事件进行空间分布分析。空间分布分析作为一种展现直观、挖掘透彻的手段为突发事件的辅助决策提供了强大的支持。通过二次封装把应急使用的 GIS 接口封装成服务,在应急需要用到 GIS 展现的时候直接调用 GIS 平台的相关服务即可。相关的 GIS 平台功能主要包括统一空间服务管理和空间信息服务。

（1）统一空间服务管理:提供对空间数据进行迁移、转换和处理的功能,支持将矢量数据、栅格数据、模型数据、管网数据、切片数据、地理编码数据、路网数据等地理资源转换为在线服务,支持对服务进行发布、预览和管理,用户可通过 Web 浏览器直接访问发布的服务,实现地理信息的快速共享。

（2）空间信息服务：根据空间数据的不同存储方式建立统一的空间数据访问引擎，在此基础上以服务图层形式实现空间可视化、空间查询、空间分析、空间计算、空间搜索、空间处理等一系列空间服务，建立标准化空间服务体系，支持开放地理空间信息联盟（OGC）服务，所有服务均以 REST API 方式提供访问接口，实现各类异构平台的无缝使用。

三、5G 应用支撑

实现一网全闭环的基础是一线处置信息得到及时反馈，除查漏补缺进行处置业务系统建设、保障不出现信息断点外，充分利用 5G 技术等先进技术强化现场信息的反馈能力，也是重大突发公共卫生事件应急管理信息平台建设的重要组成部分。5G 技术以其大带宽、高速率、低时延、高可靠以及大连接的技术特性，有助于全面赋能人工智能、大数据、云计算、区块链、边缘计算等其他 ICT 技术，并承载超高清视频、无人机 / 车、机器人等对网络需求极高的新型终端，使各类新技术有效应用于多种智慧应急响应场景。

1. 5G+ 应急指挥

（1）5G 指挥车：搭建指挥车 5G 专网应用，保障事件现场图像传输、视频会商和应急指挥调度等，为现场指挥、应急救援、协同保障提供重要支撑。

（2）5G 单兵：作为重点防控区域的前端哨点，既可以实现现场画面的实时回传，也可以实现语音通话，能够更好地为属地政府部门掌握一线实情、高效调度指挥、实时分析研判提供可视化的数据支撑。

2. 5G+ 联防联控

（1）电子哨兵：5G 技术主要用于电子哨兵热成像系统的实时测温图像、数据结果的实时回传及分析。由于智能图像识别能力一般部署于云端，5G 技术的应用保障了检测与结果输出实时性。

（2）无人巡检：5G 技术的低时延特性能够满足无人机、巡检机器人等设备实时操控的需求，大带宽的特性则能够进一步承载无人设备所搭载的超高清摄像头对视频回传的网络需求，从而实现无人巡检。

（3）电子围栏：智能门磁需要实现多个点的异常即时报警，对终端连接数的需求极高，并对大数据算法的准确性提出了要求。5G 技术有足够的通道来保证多台设备同时稳定连接，并可以通过提供可靠的覆盖、最小的延迟保障即时性。

3. 5G+ 医疗救治

（1）远程医疗：利用 5G 技术的高可靠和低时延特性，异地专家或医疗团队可以远程控制医学诊疗设备，接收治疗现场影像，进行远程会诊，指导现场医护人员进行远程诊疗或远程手术，从而充分发挥应急专家、区域防治中心、紧急医学救援中心的作用。

（2）院前急救：5G 智慧急救基于 5G 网络，可实现急救车实时传输生命体征数据，远程开展救治指导，为患者抢救赢得时间，在重大事件的紧急医学救援中应用最为广泛。

（3）方舱通信：应用 5G 防疫专属网络切片，为临时防疫场所快速搭建专用"高速路"，保障畅通，支撑海量医疗救治数据实时上传。

第六章

平台实施与运维

重大突发公共卫生事件应急管理信息平台的实施范围包括多点多渠道监测、智能预警预测、智慧应急响应三大系统,涉及跨业务、跨部门的协同数据共享机制,智能预警、智能预测等关键智能算法模型建立,省、市、县三级应急指挥调度业务协同,在实施过程中更需注重不同层级和部门的需求调研分析、部署架构的设计、数据体系的建设、数据安全保护、业务联动几个方面。本章首先对重大突发公共卫生事件应急管理信息平台的整体实施计划进行阐述,对平台实施过程中的关键点进行解析,最后介绍了平台的数据安全体系和运维体系。

第一节　平台实施

一、平台实施关键

(一)需求调研与分析

重大突发公共卫生事件应急管理信息平台的需求调研是多方面的,总体上可分为卫生健康体系内及体系外系统数据调研,管理及业务处室功能需求调研,外部子系统集成调研,以及地市现状和功能需求调研,需要提前规划好需调研的单位及相应调研内容,合理安排调研时间,保障系统实施进度。

在完成项目每个阶段的调研后,结合建设方案业务功能、业务流程和业务量分析,对每次调研单位的调研记录进行汇总,输出相应调研报告,并梳理以下四点内容:

(1)梳理数据对接需求和方案;

(2)梳理管理及业务处室需求;

(3)梳理外部子系统集成需求方案;

(4)梳理地市现状及功能需求。

（二）数据体系建设实施

1. 卫生健康体系内数据采集　卫生健康体系内数据采集分为实时数据（主要为医疗机构临床数据）和非实时数据（如部分检验检查结果数据、全员人口库数据等），其中实时数据的采集可以分为平台直连模式和通过全民健康信息平台采集模式两种，非实时数据多通过全民健康信息平台获得。

在实时数据的平台直连模式中，由平台提供需要采集的数据范围和标准，由各直连机构部署前置机并向前置库推送符合标准的数据集。在此基础上由平台建立以日志同步服务（Flink SQL CDC）为主的实时数据采集通路，提供基于日志的数据同步服务，通过读取、同步、加载和解析业务源端的数据变更日志，实现源端到云端的数据同步。除将全量标准数据集抽取至平台再开展病例纳排分析的方式外，平台直连模式也可采用将纳排标准封装为前置插件部署在直连机构前置机端，实时轮巡前置库上的全量数据，在源端完成病例数据的纳排，并将符合要求的病例同步至平台侧。通过全民健康信息平台采集的模式，主要由全民健康信息平台建立符合要求的数据采集通路，再同步至本平台。

2. 卫生健康体系外数据采集　在面向社会多种数据监测对象时，需要构建更为灵活的采集策略。一方面从系统设计角度建立在互联网、物联网、政务网和移动通信网等多平台的应急数据采集标准，支持实时自动同步、按需临时调用、智能表单手工上报等多种数据上报方式提升数据采集效率；另一方面需要从省级应急指挥部角度，协同各委办局协助相关应用的部署。

同时，可以充分利用省级已有政务大数据能力平台在跨部门数据共享方面的作用，由本平台提出跨部门数据共享需求及应用场景，建立接口技术标准和共享授权应用的配套标准，形成数据的共享保障机制。

（三）系统部署架构设计

重大突发公共卫生事件的应急管理涉及省、市、区／县多级业务联动，各级业务及功能需求不同，因此在综合考虑应急管理效率及建设成本的基础上，建议部署上采用省市两级部署，省级建设方（省级卫生健康行政部门或省级疾控局，下同）负责系统的建设、部署、应用，市级对应单位负责提供部署环境和相关配套支持。

省级系统承担省级公共卫生应急数据需求整合、全省（区、市）应用功能的建设、省级层面跨市（州）预警预测分析以及全省（区、市）应急资源监测与防控调度统筹；市（州）县配套相应环境负责市（州）级系统的部署，承担辖区范围内的监测预警、预测决策支撑与防控调度等，同时负责横向统筹市（州）层面跨部门数据互联互通。已经自建公共卫生应急管理相关系统的市（州）需按照省（区、市）公共卫生应急决策指挥系统的统一标准与省级平台实现对接；区县原则上应用市（州）部署的相关应用，所有自建个性化应用系统按统一标准与市（州）系统对接。

最终，全省（区、市）通过一套系统、一个标准、全面覆盖，实现多维监测数据、预警预测结果、资源调度信息的互联互通，做到全省（区、市）防控一盘棋，指令一键达基层，资源调度及事件发展态势一屏动态全掌握。

二、各阶段主要工作

（一）启动阶段

项目启动阶段主要完成以下工作：

（1）建设方和承建方共同确定项目组成员，并协调相关人员到达现场。

（2）制订项目计划，含需求调研子计划。

（3）制订项目实施方案并完成实施方案审核确认。

（4）与建设方和监理召开项目启动会，提交开工申请。

阶段性成果包括项目实施计划、项目实施方案、项目启动会演示文稿等。

参加人员包括项目经理、建设方相关处室人员。

（二）需求调研与分析阶段

需求调研与分析阶段主要完成以下工作：

（1）结合项目初设及投标文件中建设内容，确定项目调研内容，制订项目调研计划。

（2）根据调研计划进行需求调研。产品负责人分别对各子系统进行需求分析，确定各系统的功能需求、数据需求及集成需求等，并输出对应调研报告。

（3）结合调研内容制订业务蓝图，输出需求规格说明书，确认后由建设方和项目承建方签署确认。

阶段性成果包括需求调研计划、需求调研报告、需求规格说明书等。

参加人员包括项目经理、各子系统产品负责人员、技术架构师、大数据分析师、建设方相关业务处室人员、省级疾控中心相关业务科室人员、各地市相关部门人员。

（三）系统设计阶段

系统设计阶段持续约1个月，主要根据调研结果及需求确认结果，制订系统概要设计说明书、系统详细设计说明书、数据及应用集成说明，并完成相应评审。

阶段性成果包括系统概要设计说明书、系统详细设计说明书、数据和应用设计规范等。

参加人员包括建设方相关业务处室专家、省级疾控中心相关业务科室专家、项目经理、各子系统产品负责人员、技术架构师、大数据分析师。

（四）系统实现阶段

系统实现阶段主要完成以下工作：

（1）服务器、网络资源环境准备。

（2）根据设计方案完成各系统建设，包含多点多渠道监测、智能预警预测、智慧决策指挥等建设。

（3）系统测试，包含单元测试、系统测试、集成测试等。

阶段性成果包括测试用例、测试计划和方案、测试准出报告等。

参加人员包括建设方相关业务处室人员、项目经理、各子系统产品负责人员、技术架构师、大数据分析师、算法研究员、软件开发人员、测试人员等。

（五）部署上线和初验阶段

部署上线和初验阶段主要完成以下工作：

（1）完成系统安装、部署，包含省、市两级部署。

（2）各个子系统部署上线完成后，承建方或监理方按照子系统测试用例进行验收，验收完成后开展项目初步验收。

阶段性成果包括系统部署文档、初验相关材料。

参加人员包括建设方相关业务处室人员、项目经理、各子系统产品负责人员、技术架构师、软件开发人员、测试人员、运维工程师等。

（六）试运行和终验阶段

初验通过后承建方向建设方或监理方申请启动试运行，试运行期为1个月。试运行合格后，申请项目终验。

该阶段主要完成以下工作：

（1）制订用户培训方案和提供培训相关材料，完成用户培训。

（2）项目试运行，对试运行的问题进行修复与处理，并输出试运行报告。

（3）整理项目终验资料，向建设方或监理方申请项目竣工验收。

（4）由建设方或监理方组织项目竣工验收。

阶段性成果包括用户培训计划和方案、用户操作手册、用户培训视频、试运行报告、终验相关材料等。

参加人员包括建设方相关业务处室人员、项目经理、各子系统产品负责人员、技术架构师、软件开发人员、测试人员、运维工程师等。

第二节　数据安全

数据安全问题是突发公共卫生事件应急体系数据共享过程中不可回避的问题。一是过于集中的数据更容易成为攻击的目标,数据也会成为高级持续性威胁(advanced persistent threat, APT)攻击的重灾区;二是数据采集、分析、共享、使用及销毁等各环节都易发生数据失真、被篡改、非授权使用或被破坏等问题;三是非敏感的数据可以通过二次组合或通过数据的聚合分析,形成更有价值的衍生敏感数据,若对数据安全级别判断不足,存在保护强度不够的情况,将导致数据泄露风险,且责任难以界定。

总体来说,重大突发公共卫生事件应急管理信息平台建设应按要求开展系统网络安全等级保护定级备案和测评工作并进行整改,使用的云平台应通过云计算服务安全评估。定期开展网络安全培训,提升网络安全运维人员技术能力。要提升防拒绝服务攻击能力以及网络安全监测和防渗透攻击能力。持续优化外部网络与内部网络的安全隔离策略,提升软件代码安全管理和域名解析安全保障等能力。要梳理系统所有对外服务接口,遵循"非必要不开放"原则。全面评估接口调用安全,保障业务流程和数据安全。要对系统用户查询操作进行严格的权限判定,对运维人员批量导出操作进行严格限制,消除内部泄露隐患。完善数据使用、共享审批机制,加强数据安全审计,保护个人信息安全。平台应对前端采集和展示的信息进行加密传输和完整性校验,防止非法篡改。用户敏感个人信息应加密存储,展示时应脱敏。

一、数据安全技术管控

(一)数据分级分权

系统应对用户数据进行分级分权的权限控制,用户根据所属的层级和区域[省(区、市)、市(州)、区(县)]查看和使用对应的数据。

比如,基于多点多渠道采集到的数据或对接的所有源数据,按照数据归属的哨点机构,将数据按照省(区、市)、市(州)、区(县)、街道、社区五级划分,创建用户时可设置用户的所属层级,根据层级进行数据权限的控制,默认上级可以查看下级数据,同级之间数据不互通,可根据具体情况更精细地设置用户的数据权限,例如只能管理本账户新增的数据等。

(二)数据访问安全

1. ACL 访问控制　通过应用中间件的访问控制列表(ACL)实现对特

定数据库连接池、消息连接池的访问安全控制。

2. 行级数据访问权限　对于特别重要的数据,若表级数据访问控制权限仍不能满足需求,应通过如下步骤实现行级数据访问权限的设置与管理:

(1)建立行级访问控制策略:为启用行级访问控制的每一张数据库表增加一行级访问控制权限列,用于记录这一行的访问控制权限信息。

(2)授予用户行级访问权限:为数据库用户授予数据库表中相应行的访问权限及访问类型。

(3)行级访问控制:当用户对数据库表进行访问时,根据上述行级访问控制策略和授予该用户的行级访问权限,对该用户实施行级访问控制。

3. 数据访问监控　可借助两种方式实现对数据访问的监控:

(1)应用支撑体系的日志管理和行为审核功能,对进行数据访问的功能日志进行查询,及时发现和排除安全隐患。

(2)应用专业的数据库监控软件对数据库连接、磁盘剩余空间、中央处理器(central processing unit, CPU)占有率、进程数量等参数进行监控。

(三)数据存储安全

1. 数据备份与恢复　通过硬件和软件的方式定期对重要数据进行备份,可利用数据库自带的备份工具完成对数据的备份,同时也可以采取人工备份的方式,将历史数据定期备份到其他磁盘或磁带上。

应用系统也可定制功能实现对数据的备份和恢复。

2. 数据库镜像　是用于提高数据库可用性的主要方法。镜像基于每个数据库的实现,并且只适用于使用完整恢复模式的数据库。简单恢复模式和大容量日志恢复模式不支持数据库镜像。

数据库镜像将大大提高可用性,并为故障转移群集或日志传送提供了易于管理的替代或补充。同步数据库镜像会话时,数据库镜像提供了热备用服务器,可支持在已提交事务不丢失数据的情况下进行快速故障转移。在一般的镜像会话期间,如果生产服务器出现故障,客户端应用程序可以通过重新连接到备用服务器来快速进行恢复。

3. 关键数据加密　关键数据包括所有用户的登录密码、权限信息、重要的配置信息等。

在开发过程中可根据需要提供2种对关键数据的加密方式:

(1)在程序语言中先对数据进行加密,再把加密后的数据保存在系统数据库中。

(2)使用国产密码进行加密后保存。

（四）数据传输安全

1. 系统关键数据传输 在系统中,关键数据传输的合理设计至关重要,旨在保证数据在传输过程中的安全性和可靠性,以防止数据泄露。为了达到这个目标,需要采取一系列的安全措施和技术手段。所有用户认证数据、签名数据都需要进行加密传输,以保证数据的安全性、可靠性。实现数据加密传输,需要对客户提出的关键字段进行加密处理,保证服务对象隐私,并能够进行平滑扩展,实现系统升级和接入。

2. SSL 加密传输 安全套接字层（secure socket layer, SSL）是一种协议,用于建立安全通信通道,以防止通过网络传输的重要信息或敏感信息以及其他互联网通信被截获。SSL 使客户端和服务器可以验证彼此的身份。在参与方的身份获得验证之后,SSL 在两者之间提供加密连接,以进行安全的消息传输。在进行纵向数据传输或通过网页提交重要数据时,应通过超文本传输安全协议（hypertext transfer protocol secure, HTTPS）实现 SSL 的数据加密传输。

3. 数据完整性 能够检测到系统管理数据、鉴别信息和重要业务数据在传输过程中完整性受到破坏,并在检测到完整性错误时采取必要的恢复措施。

4. 数据保密性 采用加密或其他有效措施实现系统管理数据、鉴别信息和重要业务数据传输保密性。

严格按照用户级别来授权用户对数据和资料的访问。

（五）敏感信息脱敏加密设计

公共卫生应急决策指挥系统涉及的个人隐私数据主要包含两大类：第一类是个人健康数据,用于疾病监测预警相关场景；第二类是个人行为轨迹数据,用于应急处置场景下的个案管理及疾病传播链分析。

隐私保护是项目信息安全设计的重要组成部分。隐私服务组件能够解决跨区域的信息共享过程中所涉及的个人隐私保护问题。组件主要通过对数据存储环节、数据传输环节、数据发布环节以及与其他系统集成环节的数据进行特殊技术处理,从而实现跨区域服务的个人隐私保护。

1. 总体要求 系统的隐私管理实际是指对平台数据中心的个人数据的访问权限进行管理。

（1）系统根据个人档案数据的不同隐私级别采用不同的数据访问策略。

（2）系统管理者可以设定业务人员的数据访问权限。

（3）系统管理者可以对比较敏感的数据对应的数据元设定高隐私性,从而使这些数据元对应的数据都具有高隐私性。

（4）系统管理者可以将数据元值域中某些特定的值设定高隐私性。

2. 加密服务 加密服务包括三方面内容：①密钥管理服务：创建和管理数据存储的加密密钥；②数据库加密服务：加密和解密数据库表中的数据字段（列）和记录（行）以保护个人档案以及信息平台中处于使用状态的其他保密的关键系统数据；③数据存储加密服务：加密和解密文件和其他数据块，用于保护在联机存储、备份或长期归档中的数据，以实现关键信息（字段级、记录级、文件级）加密存储。

3. 脱敏服务 脱敏服务确保在系统中以及提供正常应急业务应用外的传递中不向非授权用户透露患者的身份。各类分析类服务数据需要经过严格的脱敏过程，如：将一个患者或居民的身份标识信息（姓名、身份证号、社会保险卡号等）转换为一个档案标识符，标识符是受保护信息，只有交换层之上平台系统才能知道；出生日期仅保留出生年月；手机号、电子邮箱等个人信息移除。

4. 访问权限管理 基于角色确定系统应用功能的访问权限。提供配置和管理用户及角色访问功能和数据的授权。在一定应用场景下调用个人信息，系统要验证参与事务用户的合法性。

二、数据安全管理制度

安全管理贯穿信息系统的所有环节，是安全系统设计的重要内容。通过建立安全管理机构，建立安全管理制度，实施安全管理培训教育，使安全管理科学化、系统化、法制化和规范化，实现对信息资产全周期安全保障的安全管理目标。

除了采用相应的技术方案和产品来保证系统安全外，安全管理也是系统安全的重要方面，主要从如下几个方面来实现。

1. 多人负责制度 每一项与安全有关的活动，都必须有两人或多人在场。这些人应是系统主管领导指派的，忠诚可靠，能胜任此项工作；应该签署工作情况记录以证明安全工作已得到保障。

以下各项是与安全有关的活动：

（1）对访问控制使用证件进行发放与回收。

（2）对信息处理系统使用媒介进行发放与回收。

（3）处理保密信息。

（4）对硬件和软件进行维护。

（5）对系统软件进行设计、实现和修改。

（6）对重要程序和数据进行删除和销毁等。

2. 任期有限制度 一般来说，任何人不能长期担任与安全有关的职务。

为遵循任期有限原则,工作人员应不定期地循环任职,并进行轮流培训,以使任期有限制度切实可行。

3. 职责分离制度　负责信息处理系统工作的人员不要打听或参与职责以外的任何与安全有关的事情,除非系统主管领导批准。

出于对安全的考虑,下面每组内的两项信息处理工作应当分开。

（1）计算机操作与计算机编程。

（2）机密资料的接收和传送。

（3）安全管理和系统管理。

（4）应用程序的编制和系统程序的编制。

（5）访问证件的管理与其他工作。

（6）计算机操作与信息处理系统使用媒介的保管等。

4. 其他管理制度　除了前面谈到的管理策略和制度外,须制定的管理制度还有:

（1）信息安全领导小组职责和工作制度。

（2）信息安全领导小组办公室职责和工作制度。

（3）信息安全管理员岗位设置和岗位责任。

（4）系统安全员岗位设置及岗位责任。

（5）安全事故处理程序规定。

（6）操作系统、数据库安全管理规范。

5. 安全事件应对措施　安全事件是指外部或内部攻击、入侵或破坏等原因引起系统无法运行,经启动备用系统仍未恢复正常,导致业务中断并造成经济损失的事件。防范和处理原则是:预防为主,处理及时,力争把事故的损失降低到最小程度。主要措施包括:建立健全安全事件的防范对策,严格按规范要求建设、管理信息技术系统的硬件设施和软件环境,定期进行事故防范演习,针对薄弱环节不断改进完善。制订安全事件发生时的应急计划,应急计划必须形成文字,针对可能发生的故障制订紧急处理程序;紧急处理程序应张贴在规定的地方;对执行应急计划的全体人员进行专项培训,定期进行演习;根据演习结果不断完善应急计划。

安全事件后,信息技术部门应立即进行事故调查,提出书面调查报告,确定事故的原因和责任;对调查中发现的技术薄弱环节,应在一定期限内进行整改。

三、密码应用体系建设

（一）密码应用需求分析

根据 GB/T 39786—2021《信息安全技术 信息系统密码应用基本要求》,

从物理和环境安全、网络和通信安全、设备和计算安全、应用和数据安全、管理制度等层面,对系统进行风险分析,得出密码应用需求。

1. 物理和环境安全 数据中心机房部署需符合 GM/T 0036—2014《采用非接触卡的门禁系统密码应用技术指南》要求的电子门禁系统对进出机房人员进行身份鉴别。机房部署视频监控系统,对出入人员信息实时监控并记录。机房使用符合相关国家、行业标准要求的密码技术,对电子门禁系统和视频监控系统进出记录数据进行完整性保护。

2. 网络和通信安全

(1)风险分析:用户访问、用户操作端的网络通信通过专网实现,通信前未使用密码技术对通信实体身份进行验证,无法确保实体身份的真实性;未使用密码技术建立安全的数据传输通道对传输的数据进行机密性和完整性保护;存在通信数据在信息系统外部被非授权截取、非授权篡改的风险;网络边界访问控制信息的存储,未使用密码技术进行存储完整性保护,存在访问控制信息等数据被窃取和非授权篡改的风险。

(2)密码应用需求:通过在 PC 端管理员用户终端部署国密浏览器,服务端部署符合 GM/T 0026—2014《安全认证网关产品规范》的应用安全网关服务,构建国密 HTTPS 通信链路,基于 SM2 算法的证书实现通信实体身份鉴别,基于 SM2/3/4 算法保证重要数据传输过程中的机密性和完整性;在 PC 端普通用户终端部署非国密浏览器,基于 RSA2048 算法的证书实现通信实体身份鉴别,基于 RSA2048 算法的 HTTPS 链路保证重要数据传输过程中的机密性和完整性;在运维管理端部署国密浏览器,访问国密堡垒机,构建国密 SSL 安全通信链路对通信数据传输机密性和完整性进行保护,基于 SM2 算法的证书认证实现通信实体身份鉴别。对于互联网的移动端 APP 用户,在移动端 APP 中集成虚拟专用网络(virtual private network,VPN)客户端,在服务端部署符合 GM/T 0024—2014《SSL VPN 技术规范》、GM/T 0025—2014《SSL VPN 网关产品规范》的 SSL VPN 服务,建立 VPN 安全传输通道,基于 SM2/3/4 算法保证重要数据传输过程中的机密性和完整性,基于 SM2 算法的证书实现通信实体身份鉴别;对于互联网的微信小程序用户,微信小程序端通过 HTTPS 构建传输链路,基于 RSA2048 算法实现传输机密性和完整性保护以及通信实体身份鉴别。

部署符合 GM/T 0025—2014《SSL VPN 网关产品规范》和 GM/T 0026—2014《安全认证网关产品规范》的 SSL VPN 服务以及应用安全网关服务,并基于国密算法的正确配置,实现网络边界访问控制信息的完整性保护。

3. 设备和计算安全

（1）风险分析：远程管理设备时，系统管理员用户通过专网内的浏览器，使用用户名口令登录堡垒机，使用安全外壳（secure shell，SSH）建立安全连接，未使用密码技术对登录管理员进行身份鉴别，未使用合规的密码技术建立安全信息通道，存在设备被非授权人员登录、身份鉴别数据被非授权获取或非授权使用等风险。

在对计算机设备资源访问控制信息进行存储时，未使用密码技术进行存储完整性保护，存在访问控制信息等数据被窃取和非授权篡改的风险；系统应用服务器等设备日志存储，未使用密码技术进行完整性保护，存在设备日志记录被非授权篡改的风险。

（2）密码应用需求：通过使用国密堡垒机，运维管理员采用用户名加动态口令的方式对登录堡垒机用户进行身份鉴别，建立国密安全信息传输通道，防止非授权人员登录、管理员远程登录身份鉴别信息被非授权窃取。

通过在运维管理终端部署国密浏览器，运维管理员可以通过国密HTTPS链路连接到堡垒机，并基于国密数字证书认证建立到堡垒机的安全的远程信息传输通道，应用合规的 SSH 版本构建堡垒机到应用服务器、数据库服务器等设备之间安全的远程信息传输通道。

国密堡垒机的访问控制信息的完整性由设备自身的合规性来进行保证，国密堡垒机只能由运维管理员通过动态口令进行登录，以此对应用服务器、数据库服务器的访问控制信息的完整性进行调整。

国密堡垒机的日志记录完整性由设备自身的合规性来进行保证，通过对应用服务器、数据库服务器的日志进行定期备份并将其作为调整措施进行调整，实现日志记录完整性保护。

4. 应用和数据安全

（1）风险分析：系统内网普通用户、互联网用户（包括 PC 端、移动端、微信小程序端）访问应用系统均采用用户名加口令的方式登录，未采用密码技术实现用户身份鉴别，存在身份泄露和假冒登录的风险。进行系统平台资源访问控制信息存储时未使用密码技术进行存储完整性保护，存在访问控制信息等数据被窃取和非授权篡改的风险。在系统中流转的业务数据均为明文传输、存储，未使用密码技术进行传输、存储的机密性、完整性保护，存在身份鉴别数据、系统业务数据、访问控制信息等敏感数据被窃取和非授权篡改的风险。系统应用日志记录存储在应用服务器中，未使用密码技术进行完整性保护，存在应用日志记录被非授权篡改的风险。

（2）密码应用需求：PC端管理用户和PC端普通用户均使用用户名加口令加动态口令的方式登录平台，对登录平台的管理用户和普通用户进行身份鉴别，并通过平台接入具体应用系统。对于移动端APP用户，在移动端APP集成SSL VPN客户端，与SSL VPN服务对接，用户使用用户名加口令加短信验证码的方式登录移动端APP进行身份鉴别。对微信小程序用户，使用微信授权的方式，实现对微信小程序用户的身份鉴别。

对于PC端用户和移动APP用户，通过使用国密浏览器、应用安全网关服务和SSL VPN服务共同构建的安全传输链路，保证用户重要数据在传输过程中的机密性和完整性；对于微信小程序用户，通过基于RSA2048算法的HTTPS传输链路，保证用户重要数据在传输过程中的机密性和完整性；系统通过调用密码服务平台的密码机服务，对系统业务信息等重要数据在存储时进行机密性和完整性保护，实现业务数据防窃取和防篡改保护。

5. 管理制度安全

（1）风险分析：管理制度方面的风险涉及管理制度、人员管理、建设运行和应急处置4个方面，如缺乏必要的密码安全管理制度和操作规范、缺乏对人员进行有效的培训与考核、对建设运行的闭环管理不到位，以及缺乏必要的应急预案等。

（2）密码应用需求：管理制度方面，须建立相应的密码安全管理制度和操作规范，覆盖密码建设、运维、人员、设备、密钥、应急等密码管理相关内容。

人员管理方面，须根据系统密码管理工作需要设立密码管理及操作相关岗位，制订人员岗位责任、人员考核、人员培训、人员保密和调离等相关规定，并按照规定进行人员的配备与管理。

建设运行方面，须重点做好密码应用方案设计与密评、密码保障系统建设与密评以及相关闭环管理工作。

应急处置方面，须在项目建设阶段、项目使用单位系统运行期间，明确典型紧急事件及应急预案，做好应急资源准备，当事件发生时，按照应急预案结合实际情况及时处置。

（二）密码应用技术框架

系统密码应用技术框架如图6-1所示。根据系统的部署方式和业务功能，在满足总体性、完备性、经济性原则的基础上，通过使用SSL VPN服务、应用安全网关服务、动态口令服务、密码机服务、国密堡垒机、国密浏览器等产品，正确部署配置，满足系统的密码应用需求。

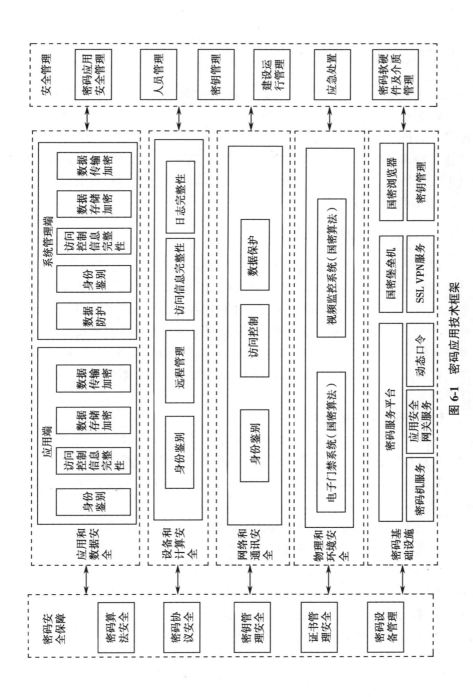

图 6-1 密码应用技术框架

第三节　平台运维

平台运维的目标是通过运维服务,确保突发公共卫生事件应急管理信息平台能运行稳定,为系统运行维护提供先进的管理理念与流程参照,并通过专业的技术支持为系统运行维护工作提供专业的技术保障,最终满足系统软件的维护要求,满足软件及信息资源高效、可靠和安全运行的要求,满足运行设备统一管理、及时的故障恢复的要求,保证平台运行高效、稳定、安全,并具备面向新需求的扩展性。

一、运维范围及内容

根据平台建设特点,其运维总体可分为基础设施运维和应用系统运维。其中基础设施运维包括网络、服务器、存储等方面的运维,应用系统运维主要是针对不同的具体应用的运维。由于目前各省(区、市)政府多开展了以政务云为代表的统一基础设施建设,各政府部门业务平台多依托政务云的基础设施资源开展建设,平台的基础设施运维多由政务云相关承建方进行,平台仅需提出资源需求即可,因此在对基础设施运维不做详细展开,重点介绍应用系统的运维。

(一)系统共性运维内容

对于平台的三大系统,需要从系统功能、系统升级、系统优化三方面提供相应的运维服务,并提供系统应用和维护的咨询服务,具体如下。

1. 系统功能保障　每日提供系统功能巡检服务,针对上述系统功能进行巡检验证是否可用,并出具对应的巡检报告。

2. 系统升级服务　在现有功能范围内,提供保证系统正常稳定运行的系统扩充、版本更新升级及功能更新服务。

3. 系统优化服务　在业务发生变化时,在现有的功能范围内,提供免费的系统优化服务;若超出现有功能范围的,由建设方和承建方协商解决。

4. 咨询服务　在质保期内提供系统软件应用和维护技术咨询服务。

(二)系统个性化运维内容

平台的多点多渠道监测系统和智能预警预测系统由于其建设特点,在运维方面需要重点加强数据、知识库等方面的运维。

1. 多点多渠道监测运维　多点多渠道监测系统是构建面向突发公共

卫生事件监测网的核心系统,其重点是监测数据的采集与治理,因此在运维服务时,须同时考虑系统功能和数据采集的需求,以确保系统的稳定性和数据的准确性。因此,针对多点多渠道监测系统,需要每日提供数据采集巡检服务,针对各采集哨点的数据采集情况每日进行巡检报告,检查数据的完整性,并出具对应的数据质控报告。

对于业务需要且超出范围的数据采集需求,在现有通路范围内且数据源不需较大改造的应予以升级,对超出现有通路或数据源有较大改造工作量的,由建设方和承建方协商决定。

2. 智能预警预测运维　智能预警预测是平台开展多渠道监测数据应用的主要系统,其重点是依托知识库、智能模型对多渠道数据进行分析、预警并进行可视化展示,因此在运维服务方面需要同时考虑知识库和智能模型的运维。

对于现有业务范围内的系统优化,如由于系统运行数据积累带来的知识库升级、预警规则及模型更新等应在运维期间予以定期优化升级。若超出现有功能范围的,如新增病种、新增预警算法等,由建设方和承建方协商解决。

二、运维服务方式及流程

(一)运维响应时间

运维期内,通过热线电话受理用户故障申告、技术咨询。运维人员收到用户系统故障申告后,必须按要求及时解决。故障级别定义与响应处理的具体要求如下。

故障分级:

1)一级故障:现有的系统瘫痪,或对最终用户的业务运作有重大影响;

2)二级故障:现有系统的操作性能严重降级,或由于系统性能失常严重影响用户的业务运作;

3)三级故障:系统的操作性能受损,但大部分业务运作仍可正常工作;

4)四级故障:在产品(如设备、操作系统、数据库等)功能、安装或配置方面需要信息或支援,对用户的主要业务运作几乎或无影响。

提供 7×24 电话或电子邮件服务,接到业主报修通知 1 小时内做出明确响应和安排,2 小时内做出故障诊断报告。如需现场服务的,具有解决故障能力的工程师应在 2 小时内到达现场,并于 4 小时内解决相关故障问题恢复系统运行。

一级故障：立即响应，1 小时内远程维护或双方协商约定时间内到达客户现场，采取相应解决方案直至系统可以运行或降至 2~3 级别的问题。

二级故障：30 分钟内响应，2 小时内远程维护或双方协商约定时间内到达客户现场，并提供解决方案或替代方案。

三级故障、四级故障：接到业主报修通知 1 小时内做出明确响应和安排，2 小时内做出故障诊断报告。如需现场服务的，具有解决故障能力的工程师应在 2 小时内到达现场，并于 4 小时内解决相关故障问题恢复系统运行。

（二）运维服务方式

1. 驻场服务　驻场服务团队提供 5×8 小时的现场支持服务。驻场团队可作为客户与公司技术支持团队的桥梁，由驻场项目经理主导日常运维工作，包括系统故障的跟踪、需求的变更、现场巡检工作、客户问题解答、客户二次培训等。

2. 热线支持服务　运维服务团队提供 7×24 小时的热线支持服务，热线电话如下：解答技术问题和提供方案咨询，接到支持需求在 1 小时内作出回应。安排有值班工程师专门负责接听热线电话，回答热线电话咨询和配合远程故障诊断服务。

在维护阶段，运维服务团队将配置专职的维护项目经理，客户技术人员可以通过电话直接与之取得联系，获得技术支持或进行故障申报。客户技术人员也可以联系维护人员名单中的任何一位工程师以获得技术支持。

建立统一服务热线，通过电话方式受理故障申告的时间为 7×24 小时，对于紧急问题，工程师在接到问题报告后 30 分钟之内提供电话响应或在线支持服务，对于一般问题，工程师在接到问题报告后 1 小时之内提供电话支持服务，并根据用户要求和实际情况提供现场维修服务。

3. 远程支持服务　远程电话咨询服务：运维服务团队安排有值班工程师专门负责接听热线电话，回答运维服务团队用户的热线电话咨询。远程故障诊断服务：运维服务团队可以与客户的技术人员进行远程电话沟通，并确认问题所在，解决问题。

4. 现场技术支持服务　现场技术支持服务指在用户遇到严重故障，运维服务团队派遣工程师到达客户现场进行技术支持的服务。包括故障的现场诊断及排错、备件的更换等。

（三）运维服务流程

1. 工单服务　用户在需要售后服务时，可以通过热线电话、电子邮件的形式通知售后服务组。售后服务组的技术人员将在第一时间与用户联系，了解用户的准确需求,如果是软件系统运行问题,技术人员将会对问题的相关现象进行详细记录,同时为用户提供解决方案,或者告知明确的答复时间,随后组织相应的技术力量对问题进行分析,制定解决方案。

在系统运行过程中,出现的故障主要存在以下几类:操作错误、配置错误、通讯线路错误或硬件故障、软件完善性问题、软件错误,售后服务组在得到了用户的故障服务请求之后,将搜集充分的故障信息,分析故障的种类,根据不同故障采取相应的解决方案,视具体情况对用户进行电话支持或者现场服务,必要时协调原厂商的技术人员共同研究并解决问题。在故障排除之后,将问题详细描述以及解决方案进行备份,以便为日后的技术支持工作提供参考。运维服务流程描述如图 6-2 所示。

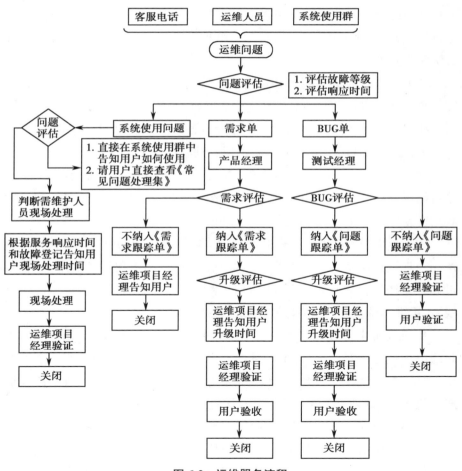

图 6-2 运维服务流程

（1）当用户开始使用系统时，如果用户存在疑问或系统出现故障，会进入技术支持与服务的流程，准备提供全方位的服务。

（2）当用户有疑问需要解决时，可通过热线、省市系统使用沟通群和直接向运维人员反馈的方式，反馈问题。

（3）当接到用户请求时，技术工程师先判断基本属于什么问题，判断问题的故障等级和响应时间。

（4）若可以通过电话支持或远程方式处理，会立刻予以解决。

（5）如通过电话和远程登录不能给予解决，技术支持人员会判断是否需要现场解决，如判断确实需要，确认响应时间，由用户确认好时间后，现场处理，并请用户验证确认。

（6）经维护人员判断为 BUG 单，须填写《问题跟踪单》，提交测试经理，进行复测，如发现复测无问题，且运维维护人员和建设方都验证无问题，可直接关闭此单。

（7）当维护人员判断为 BUG 单时，需要填写《问题跟踪单》，并将其提交给测试经理进行复测。如发现复测有问题，研发及测试人员判断 BUG 修复上线时间。维护人员将及时告知建设方预计完成的时间。在上线后，运维人员将进行复测，并在确认后告知建设方验收。

（8）经维护人员判断为需求单，需填写《需求跟踪单》，提交产品经理，进行确认，如发现此需求不是需求单或是系统使用问题等，且运维维护人员和建设方都验证无问题，可直接关闭此单。

（9）当维护人员确认为需求单时，需填写《需求跟踪单》，并将其提交给产品经理进行确认。如发现此需求需要进行开发且满足需求要求，研发人员和产品经理将共同确认上线时间，并告知运维维护人员和建设方。在上线后，运维人员将进行复测，并在确认后告知建设方验收。

2. 回访服务　提供服务的整个过程中，要定期进行回访。回访可通过热线电话或远程登录进行，也可派出技术支持工程师做现场巡查。在回访中，如果发现问题，技术支持工程师应在现场给与解决。回访流程最终会形成《回访问题处理单》，并与建设方确认后留存。

3. 巡检服务　为了保证系统的稳定运行并及时发现可能存在的问题，承建方应定期提供主动支持服务，以实现主动防护的目标。每日、每周和每月巡检，巡检服务后应记录服务内容以及相关问题。并为用户提供必要的日常监控手段并提供巡检维护服务要求。

巡检服务包括系统稳定性、数据准确性、服务器及网络问题。

巡检完成后最终会形成《巡检记录》，并与建设方确认后留存。

三、运维质量管理

（一）运维知识库建立

运维知识经验的总结、维护和共享是提高员工运维技能水平、增加单位凝聚力的重要手段，也是把宝贵的经验教训从支持人员头脑逐步沉淀、固化的重要方式。知识来源主要有以下几方面：一是各级运维支持人员日常工作中积累的经验；二是知识管理员总结、导入的经验。知识管理员研究、获取外部的知识经验后，定期或随时整理这些知识，导入到知识库中，供所有用户共享。具体建立过程如下。

1. 知识提交审核　各个系统管理员提交知识到知识库之后，需要经过知识管理员的审查、修正，才变为正式发布状态，以减少知识中的谬误和差错。　知识管理员定期（每季度一次）检查所有的正式知识，进行核实、修正和优化。

2. 知识检索和使用　知识一经正式发布，运维人员可以随时检索和引用。用户可以研究学习这些知识，也可以在解决问题的过程中有目的地检索。

（二）运维队伍建设

技术支持服务将最大限度地延续使用平台实施交付人员，做到该部分服务前后阶段的平滑过渡；而主要从事售后运维服务的人员将以承建方实施部门具有相关专业资质的实施人员为主。

（三）闭环式服务

制定首问责任制和专人负责制，任何运维人员接到用户服务请求或问题投诉，无论是否属于自己工作职责范围，都应作出反应，并将问题详细记录，及时反馈给运维服务中心，相关服务监督机制如下：

（1）闭环式服务中明确对各运维服务进行电话回访或上门回访，以实现对服务的监督，并保证各服务部门的服务质量。

（2）运维、监督两条线管理，对各服务执行部门的工作设定关键考核指标，对回访满意度每月进行考核，奖优罚劣，确保运维服务流程得到有效的执行，从而提高服务质量。

（3）不定期组织服务调研，到用户现场，听取用户意见、建议或投诉，并给予有效的解决。

（4）所有运维服务要求都应入档留存，并被实时监控，直到问题得到圆满处理。每一个服务流程将按照服务级别的时限完成。承建方应对整个客户服务工作情况进行监控和定期考核。

第七章

应 用 案 例

第一节　国外公共卫生应急信息化应用案例

一、美国公共卫生信息联络系统

美国公共卫生信息联络系统是美国公共卫生信息体系的重要组成部分,其中网络疾病监测系统(NEDSS)和生物传感(BioSense)监测系统主要用于疾病的早期探查与监测,公共卫生预警网络(HAN)和流行病学信息交流(Epi-X)主要用于预警和专业的信息交流。

1. 网络疾病监测系统　美国网络疾病监测系统(NEDSS)是美国主要的传染病报告系统,美国所有州都需要定期向美国疾控中心报告 49 种传染病的相关数据,NEDSS 便是美国疾控中心为此开发的一套标准化的疾病报送系统,主要采集数据包括患者姓名、检测结果、诊断及治疗等。NEDSS 依赖标准化的报告模板并尽量减少专有数据以便与商业医疗软件结合使用,所采集的数据会首先汇聚到州级中央数据库。目前有 20 个州和华盛顿哥伦比亚特区采用了这一标准,向美国疾控中心报告一般传播性疾病的监控数据。

2. 生物传感监测系统　美国疾控中心为加强国家对生物恐怖袭击及其他公共卫生事件早期发现能力,启动了生物传感(BioSense)监测系统。该系统包括数据实时访问、数据实时分析、提供可共享的疾病暴发监测与处置预案和覆盖全国的统计分析与预测预报四个模块。系统共有三个主要的信息来源,分别为国防部军事医疗机构、退伍军人医疗机构及全美实验室网络,收集患者诊断前及诊断后的数据,采用传统监测与症状监测相结合的方法后又加入了对药品销售量、学校缺课记录、急救车派遣量等数据的探测分析。其数据由美国预测和疫情分析中心(CFA)进行分析,按照发热、胃肠道症状、出血性疾病等 11 类症候群来发现目标事件或应该引起注意的事件征兆,并依据实验室监测结果进行确认。

3. 公共卫生预警网络 公共卫生预警网络（HAN）作为公共卫生信息网的一部分，通过疾控中心与联邦、州、市（县）之间的伙伴合作，建立功能强大的共同操作平台，为用户提供公共卫生信息的快速交流，保证各个社区能够迅速及时地获得紧急的公共卫生信息，帮助社区获取高水平专业人员的指导并进行有实证的公共卫生应急准备、反应和服务。目前 HAN 为州、地方和边远地区提供重要的公共卫生信息和基础技术支持，在极大部分的州，HAN 已经覆盖了 90% 以上的人口，直接或间接传送公共卫生预警信息、建议给上百万的接收者。

4. 流行病学信息交流 流行病学信息交流（Epi-X）是美国疾控中心建设的基于互联网流行病信息的双向交流工具，为公共卫生专业人员提供信息交流平台。疾控中心官员、州和地方卫生部门官员、毒物控制中心人员和其他公共卫生专业人员通过数字证件和认证进入 Epi-X，迅速安全地访问和分享原始的公共卫生监测数据，公共卫生专业人员可以对公共卫生事件和信息对等磋商，用户还可迅速通报突发公共卫生事件。

二、美国国防部全球新发传染病监测与反应系统

美国国防部于 1996 年启动了全球新发传染病监测与反应系统（DoD-GEIS）。该系统的运行主要包括三个部分：一是强化监测系统，监测系统由美国海陆空三军的医学监测系统、美国国防部和陆海军驻海外研究机构的监测系统组成，共同监测各军兵种的传染病流行情况；二是强化研究分析，由华尔特里德陆军研究所对所有信息资料进行汇总、合成、分析，建立新发传染病研究数据库；三是促进应急反应，将经研判的信息反馈给各个研究机构，从而对传染病的疫情控制提出指导措施。

1. 强化监测系统 在美国国防部健康监护系统内，调整、协调和改进用于早期检测、追踪和评价那些对军人和国防部所属人员有影响的新发传染病的监测系统，帮助发展更多有效的用于识别、控制和预防新发传染病的国际监测网络，完善疫情的报告机制，改进用于检测微生物抗药性的快速检测系统。第一阶段率先在 6 个驻外医学研究机构进行疟疾、伤寒、流感和其他发热性疾病的监测，在美国国防部系统内完成实验室监测，在美国国防部所属人员中加强流感及一些不明原因死亡病例的监测。

2. 强化研究分析 提高军队研究机构在实验室分析、流行病学、公共卫生等方面的研究水平，开发美国国防部"虚拟的"公共卫生实验网络，建立适当的样本采集和信息收集系统，促进传染病信息和资源的共享。

3. 促进应急反应 建立基于信息的管理闭环,促进所有针对新发传染病的预防和控制措施及时地完成,提高信息的反馈能力;建立完整的传染病数据库,提高军人对传染病的防范意识、识别能力和预防水平。

三、欧洲卫生监控系统

欧洲疾病预防控制中心(ECDC)是欧洲传染病监测和应对体系的主要组成部分,其任务主要是协调欧盟各成员国疾病预防控制机构开展公共卫生相关工作,促进欧盟现有资源的有效利用和共享。ECDC 创建了欧洲卫生监控系统,共有 17 个数据采集系统,集合了欧洲各国自有的监测系统数据,实现了在欧盟范围内的公共卫生数据采集、治理与应用(图 7-1)。

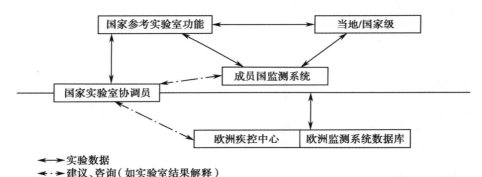

图 7-1 欧盟内监测数据流动情况

1. 监测数据需求 欧洲卫生监控系统监测数据主要有六类。

(1)疾病死亡率,尤其适用于重大疫情期间的死亡率快速监测或疾病大流行时的监测。

(2)医院提供的发病率报告及出院数据,主要针对严重疾病和感染性疾病的监测。

(3)科研数据及其动态变化,主要针对重大疾病相关的血清学检测方法研究和分子生物学研究。

(4)疫情暴发数据和现场流行病学报告。

(5)疫苗和药物使用的异常数据。

(6)初级保健监测,以初级保健机构及家庭医生为哨点,主要用于监测常见季节性疾病的早期预警信号。

除以上六类主要数据外,系统还会监测因病缺勤类数据、健康危害因素数据以及某些疾病相关的系统性调查研究数据。

2. 监测方法 欧洲卫生监控系统的监测方法按对象可分为两类,即基于指标的监测和基于事件的监测,其中,基于指标的监测主要为系统收集、分析、解释和发布高结构化的数据,基于事件的监测主要发现、分析、评估潜在的公共卫生威胁并推动对之进行进一步调查(图 7-2)。

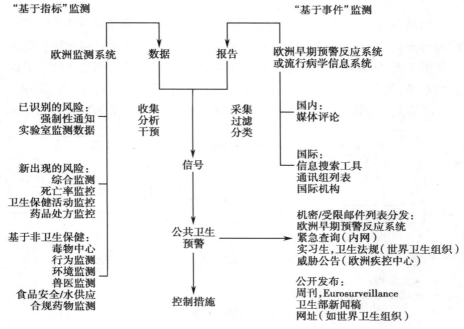

图 7-2　基于指标和基于事件的传染病监测原理

(1)基于指标的监测系统:欧洲监测系统(TESSy)是 ECDC 开发的一个基于传染病指标的监测系统,其监测的主要指标包括不同病种的人口、临床、流行病学和实验室信息。不同种类疾病的信息上报频率有所不同。其中:大多数疾病和特殊健康问题的相关监测信息为每年上报一次;沙门菌血清型、麻疹和风疹的监测数据需要每月上报一次;流感和西尼罗热需要每周上报一次;对军团病的要求最高,需要每日上报。TESSy 的建设使传染病监测数据收集和监测报告实现了标准化,同时还为欧盟各成员国提供一站式的数据检索服务,以及欧盟统一的跨国公共卫生信息。

(2)基于事件的监测系统:ECDC 针对事件监测开发了一个综合信息系统,即威胁跟踪工具(TTT),2008 年,TTT 发展成为全面流行病学信息系统(EPIS)。该系统记录了传染病或不明原因疾病所有可能导致威胁的信息,并且允许欧盟成员国访问,包括对信息进行验证和评估。

第二节　国内公共卫生应急信息化应用案例

一、湖北省公共卫生应急管理平台应用案例

2020年，湖北省委、省政府出台了《关于推进疾病预防控制体系改革和公共卫生体系建设的意见》，提出要提高信息化服务能力，建设中部地区健康医疗大数据中心，此后在《湖北省疫后重振补短板强功能"十大工程"三年行动方案（2020—2022年）》中进一步明确了要加强重大疫情信息平台建设。由此，湖北省卫生健康委按照省委、省政府统一部署，开始实施湖北省健康医疗大数据中心暨公共卫生应急管理平台（以下简称"平台"）建设。

平台在整体架构设计上，基础设施层依托湖北省政务云平台和电子政务外网，完善基础设施及网络环境，形成能承载各类健康医疗数据及业务应用的省级健康专有云；数据及应用支撑层建设方面，建设省级健康医疗大数据中心，构建技术中台、数据中台、业务中台、人工智能中台，实现数据和服务的统一管理；应用层围绕重大突发公共卫生事件应急管理需求，从多点多渠道监测、智能预警预测、智慧应急响应三大环节出发，结合原有全民健康信息化建设基础开展建设。

从应用场景上看，平台立足于各类公共卫生事件的应急管理，同时根据不同事件的实际应急管理需求建立相应的事件专题，实现"多病共防，重点响应"的业务架构。当前疫情防控工作正是在此业务架构的整体设计下，随着疫情防控工作的不断推进，结合国家疫情防控管理平台相关要求，深化了疫情防控专题应用，有效支持常态化疫情防控和局部疫情处置，实现了数据驱动的"主动防、早发现、快处置"，充分检验了重大突发公共卫生事件应急管理信息平台的实际应用价值。

（一）多渠道监测数据整合

在省级统筹的重大突发公共卫生事件应急管理信息平台建设中，数据层面建立全省统一的标准体系是实现全省一盘棋的重要基础。湖北省平台在疫情防控应用中对数据进行了全面的汇聚和梳理，建立了"六统一"的数据支撑体系，即统一数据标准、统一数据库、统一数据质控机制、统一资源目录、统一接入标准、统一数据共享，实现横向省级各涉疫系统间的数据深度融合共享及业务流程的高度协同，纵向各地市业务系统的全面对接和数据共享。在此基础上，根据疾病的流行病学特点，以"主动防"为核心进行数据整合，构建"人防""物防""地防"三大主题库，夯实"人物地"共防的数据基础（图7-3）。

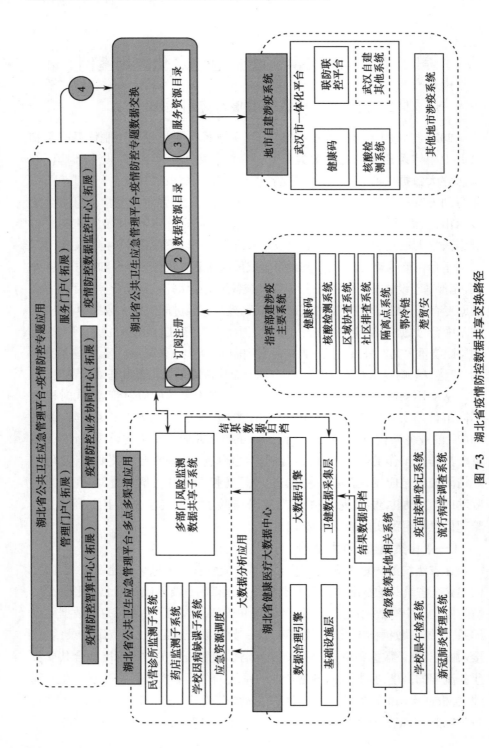

图 7-3 湖北省疫情防控数据共享交换路径

1. 数据汇聚　湖北省公共卫生应急管理平台在新冠疫情防控场景下，实时汇聚联动各平台（系统）数据。来源数据分为两类：一是省指挥部现有与疫情密切相关的核心业务系统数据，包括发热人员信息、隔离点信息、区域协查信息、社区排查信息、核酸检测信息、疫苗接种信息、中高风险地区人员信息、入境人员信息等；二是辅助疫情管控的其他数据，包括湖北健康码信息、发热门诊就诊人员信息、药店购药人员信息、民营诊所发热人员信息、新冠疫苗接种信息、医疗服务信息和公共卫生信息等。

从数据来源看，数据汇聚涉及各委办局省建设的省统建涉疫业务系统、省卫生健康委建设纳入医疗健康大数据中心的涉疫关联系统，以及地市自建的相关涉疫平台或业务系统。

2. 数据整合　湖北省按照标准、规范建立面向疫情防控业务场景的数据监控业务规则，建立健全数据治理体系，对接入的疫情防控数据进行数据校验、数据清洗、数据比对、数据补全、数据去重、数据关联等基础数据治理。在此基础上构建三大疫情防控主题库支撑"人物地"同防，实现"一人一档""一物一档""一地一档"，从数据层面实现了防控业务与防控对象在防控场景中的闭环。具体如图 7-4 所示。

（二）智能预警预测应用

湖北省在疫情防控进入常态化阶段采取了常态化疫情防控和局部疫情处置相结合的策略，智能预警预测体系也针对这两大场景分别构建了系列"知识 + 数据"分析模型，其中：常态化防控以智能预警为核心，重在支持"早发现"；局部疫情处置作为准战时状态，以智能预测为核心，支撑防控全流程的"快处置"。

1. 智能预警　湖北省新冠疫情防控智能预警以多点多渠道监测体系为基础，涵盖了新建的相关监测系统中的症状、用药、重点人群监测数据，以及以跨部门数据共享交换为主的疫情防控业务数据。在此基础上构建群体风险预警和个体风险预警两大体系（图 7-5），其中群体风险预警主要面向区域整体风险评估，个体风险预警主要精准定位风险人员，提升摸排协查效率。

（1）个体风险预警：个体风险预警以重点人员防控措施为基础，综合分析核酸检测信息、人员纳管信息、就医购药行为信息、活动轨迹信息等个人防控数据，主动发现不符合防控要求的高风险人群。个体风险预警的核心作用在于通过综合数据分析定位区域各类高风险人员，优先推动防控体系进行摸排管控。人员根据风险类型主要分为四类，具体包括：

1）应管未管人员：针对入境人员、五类风险人员（确诊患者、疑似患者、无症状感染者、密切接触者、次密切接触者）、时空伴随人员、重点地区来鄂

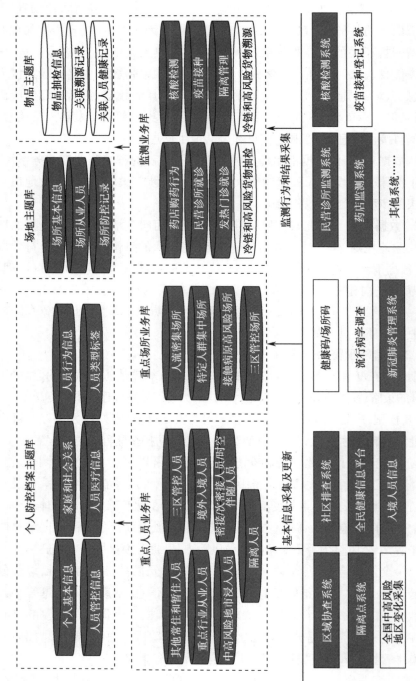

图 7-4 湖北省疫情防控数据整合

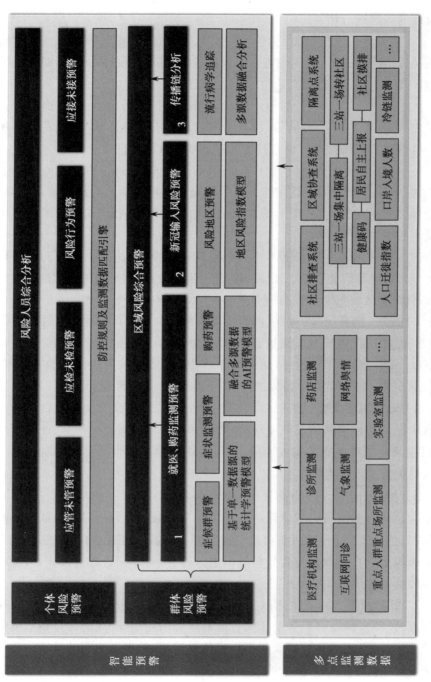

图 7-5 湖北省新冠疫情防控智能预警

返鄂风险人群,对未按照规定纳入协查、隔离、居家医学观察、社区健康监测等流程的人员进行预警定位。

2)应检未检人员:对于未按防控要求进行常规核酸检测的重点场所从业人员,以及未在规定时间内进行必要核酸检测的潜在涉疫风险(如外地风险地区漫入)人员进行预警定位。

3)风险行为人员:针对重点从业人员进行持续行为监测,当出现药店购买特殊药品、发热门诊就诊、民营诊所就诊且有发热症状时,触发预警并可向社区排查系统推送有异常行为的重点从业人员信息。

4)应接未接人员:针对集中隔离酒店工作人员、进口冷链物流仓储企业人员、新冠定点收治医院工作人员等感染和疾病传播风险高的重点人群,自动监测疫苗接种情况,提示所在单位和个人接种疫苗,当未按要求进行接种要求时触发预警提示。

(2)群体风险预警:根据"外防输入、内防反弹"的原则,主要通过三大环节开展群体风险智能预警。预警的核心作用在于提示区域可能出现的风险等级,以便调整区域防控策略,如强化某一类风险的定向排查,以做到"主动防"。

1)就医、购药预警:就医、购药预警主要面向内部可能的隐匿性传播风险相关征兆进行预警。系统基于知识图谱构建与新型冠状病毒感染相关联的症状、诊断、药品等项目,应用统计学结合人工智能的方法构建预警模型,对新冠相关区域异常医疗行为进行高、中、低三个风险等级的预警。

2)输入风险预警:输入风险预警主要面向"外防输入"场景,针对国内已有中高风险地区病例及散发病例进行跟踪,结合人口迁徙指数,评估国内不同地区疫情对本地的输入风险,当风险达到预警值则提示需要对相应方向人员进行重点排查。

3)传播链分析:传播链分析围绕阳性病例及密切接触者展开,包含大数据综合分析和流行病学追踪两个板块。大数据综合分析板块根据个人基本信息、生活工作信息、活动轨迹信息等综合判断可能存在的传播链,流行病学追踪板块在大数据综合分析基础上,以流行病学调查数据为核心,实现实际传播链的快速关联分析。

2. 智能预测 智能预测以多点多渠道监测数据为基础,依据不同毒株的特点,预测疫情发展趋势及相关资源需求和消耗情况,同时结合新冠疫情防控预案,对不同的防控措施效果进行仿真模拟,并根据仿真结果给出最佳的防控建议(图7-6)。新冠疫情防控智能预测主要在本地出现局部疫情时,为指挥者提供具有数据支持的决策建议,帮助开展精准防控。

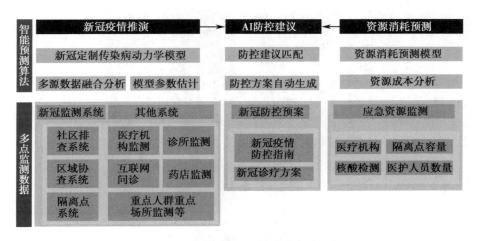

图 7-6 新冠疫情防控智能预测示意图

（1）新冠疫情推演：基于新冠（含不同分型）历史传播数据，对不同类型及不同强度的防控预案进行参数化和动态估计，构建针对新冠的特异性传染病动力学模型，预测在不同防控措施下局部疫情的发展趋势。

（2）资源消耗预测：根据各类防控措施的资源需求，结合不同措施下的疫情发展预测，构建资源消耗预测模型，预测在不同防控组合下区域的资源需求情况，同时评估相应的防控成本。

（3）AI 防控建议：构建综合辅助决策模型，综合评估防控效果与防控资源成本，推荐优先选择防控措施组合并展示相应的决策依据，相关推荐建议可自动生成防控方案。

（三）智慧应急响应应用

除在多渠道监测、多点触发预警环节有效落实"主动防、早发现"之外，湖北省依托公共卫生管理平台建设，在智慧调度层面构建三级智慧网络，在风险人员管控层面实现了数据和业务的双闭环，在社区联防联控方面构建了独有的"看好门、管住人、兜牢底"应用体系，实现了全方位的"快处置"。同时还在医疗救治方面建立了患者全景视图，这一机制在应对新发传染病引发的公共卫生事件时有着独特的研究价值。

1. 三级指挥网络 在新冠疫情防控的进入常态化阶段，能够对局部疫情开展"快处置"是城市疫情防控的核心能力之一，湖北省为此构建"指挥中心 - 现场指挥部 - 事发现场"的三级贯通的指挥网络，以实现指令"一键达基层"（图 7-7）。

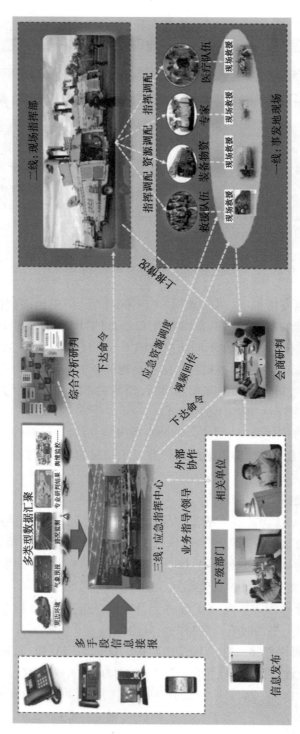

图 7-7 三级指挥网络示意

　　从系统建设角度,三级指挥网络首先要打通部署在卫生专网、政务外网、公安专网三大核心网络内的不同条线指挥调度相关系统,在此基础上各有侧重建设三级指挥网络。

　　应急指挥中心是防控指挥网络的指令中枢,在汇聚多点多渠道监测数据开展综合研判的基础上,可以一键下达指令及进行会商研判,其核心在于综合汇聚、智能研判和指令一键下达。

　　应急指挥中心下达的指令可由二线现场移动指挥部接收,现场指挥部可以根据事件现场具体情况结合指挥部指令进行就近指挥,开展针对一线的资源调度和处置指挥,提升指挥效率并及时上报现场执行情况,从系统建设角度主要应用5G等技术手段保障移动指挥的实时性。

　　一线事发地现场主要为具体处置业务,如封控、流行病学调查、消杀、救援等。对于指挥调度来说,掌握一线实际处置进展是决定指挥效能的重要因素,因此一线系统建设除对具体业务开展信息化支撑外,还充分利用单兵设备和无人机技术,保障现场信息能及时同步指挥中心。

　　2. 人员管控闭环　　湖北省在新冠疫情常态化防控中,坚持"人物地同防、常态监测、风险排查、多点触发"的立体型常态化科学精准防控机制,针对疫情不同的风险识别触发点,由外至内梳理风险管控五道防线,依托省公共卫生应急管理平台,点线结合进行数据整合,构建基于五道防线场景的数据应用闭环,推动常态化防控面上流行病学调查、排查、管控、隔离业务的一体化开展,实现每个防控风险都能"应管尽管"的业务闭环(图7-8)。

　　(1)第一道防线触发:通管局手机漫入。

　　由通信大数据风险人员漫入信息触发,整合健康码个人申报信息及公共卫生应急管理平台个人相关个人信息,根据数据生成属地化社区排查任务并同步风险人员信息。

　　(2)第二道防线触发:三站一场交通卡口。

　　由三站一场外部输入触发,整合三站一场落地核酸数据及中高风险地区人员排查数据,对于已明确的风险人员生成属地化社区纳管任务或直接转运至隔离点,并同步风险人员信息。对不需要直接纳管但仍存在风险的人员,将信息推送至相应社区并同步落地核酸数据。

　　(3)第三道防线触发:区域协查。

　　由外部协查信息触发,针对需要协查或经由流行病学调查发现的密切接触者、次密切接触者、时空伴随人员等高风险人群,整合协查数据和流行

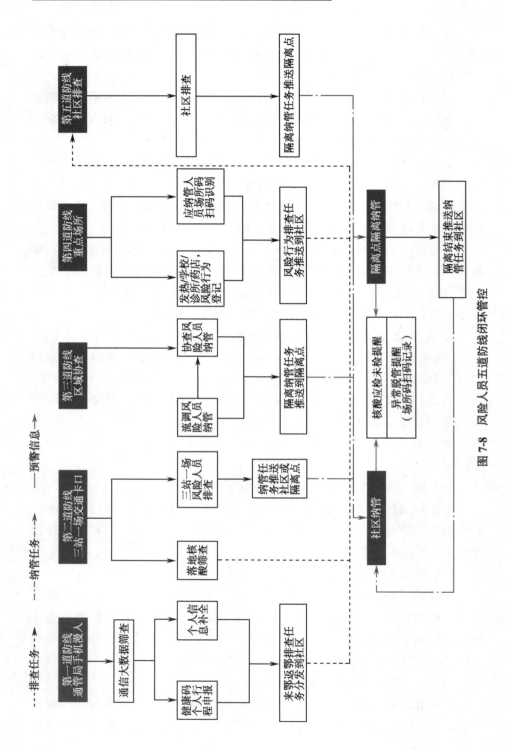

图 7-8 风险人员五道防线闭环管控

病学调查数据,根据协查或流行病学调查结果生成集中隔离或社区纳管任务并推送至相应社区及集中隔离点。

（4）第四道防线触发:重点场所。

由内部监测风险预警触发,整合购药、发热门诊就诊、异常活动等风险监测数据,结合平台风险判定,生成风险行为排查任务推送至相应社区。

（5）第五道防线触发:社区排查。

社区综合多条业务线风险线索,开展针对性风险排查,对于明确风险的,根据不同风险等级纳入社区管控或集中隔离流程,对于排除风险的则反馈相应信息至平台。

将经过五道防线筛查发现的需管控风险人员均落实到社区和集中隔离点,仍持续监测管控人员风险,直至其解除管控,以完成防控业务闭环。将所有数据整合至个人防控档案,以完成数据闭环。

3. 社区联防联控　社区是城市治理体系的基本单元,湖北省在应对新冠疫情过程中,无论是常态化防控还是局部疫情处置,都把打造坚强社区防控堡垒作为重要工作,坚决筑牢社区防控第一线。与之相对应,湖北省也构建了针对社区疫情防控场景的数字化、智能化联防联控信息体系,包括以"看好门、管住人、兜牢底"三个环节为核心的疫情防控一张网,作为服务保障支撑的"三图四清单",以及作为效能提升支持的防控大数据能力支持（图7-9）。

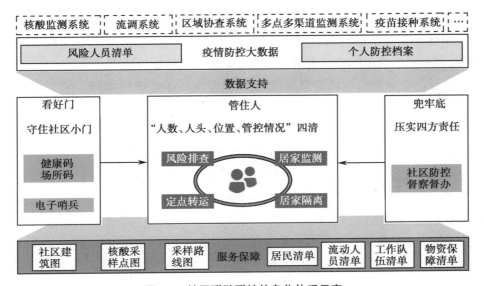

图7-9　社区联防联控信息化体系示意

（1）社区防控一张网：社区是点线面结合的综合性防控单元，信息化系统需要支撑"县（市、区）-街道（乡镇）-社区（村）"三级联动机制和网格化管理体系的工作协同与任务跟踪，保障社区防控高效开展。

从点上来看，社区防控的核心是"管住人"，尤其是涉疫风险人员。湖北省以社区人员排查登记系统为核心，围绕社区重点人员构建"风险排查、居家监测、居家隔离、定点转运"的业务闭环，做到人数清、人头清、位置清、管控情况清的"四清"。同时面向居家隔离及健康监测人员，充分应用电子围栏等相关技术，做好精细化管理。

从线上来看，社区防控要压实各方责任主体，及时跟踪防控任务的错漏环节并责任到人。湖北省通过社区防控督查督办模块，实时跟踪纳入社区防控的不同类型风险人员的排查管控情况，结合防控要求对出现的管控风险进行及时预警并推送至相应的责任人，同时持续跟踪处置情况，实现社区防控业务的管理闭环。

从面上来看，社区整体风险管控的第一环节是"看好门"。湖北省以场所码结合电子哨兵技术为基础，做好与健康码数据的互联互通，帮助社区在入口环节第一时间监测域内风险。

（2）社区防控服务保障：以网格管理为核心，摸清社区基本情况是开展精细化防控的基础。湖北省总结社区防控经验，总结出"三图四清单"的社区网格防控服务保障体系。其中："三图"即社区建筑图、核酸采样点图、采样路线图，能够有效定位社区核心风险点位，同时有效引导社区居民开展有序采样；"四清单"即居民清单、流动人员清单、工作队伍清单和物资保障清单，其中居民清单和流动人员清单梳理是社区主动排查风险的重要手段，工作队伍清单和物资保障清单的建立，对于实现局部疫情"快处置"有重要支撑作用。

（3）社区防控数据支持：社区防控面临着"上头千条线，底下一根针"的局面，极容易出现多头任务、重复工作和由信息不对称造成的错漏。针对这一情况，湖北省充分发挥了省公共卫生应急决策指挥系统防控大数据及智能分析功能，通过风险人员清单推送和个人防控档案两大核心应用，实现数据赋能社区防控。其中：风险人员清单推送功能，通过多渠道人员综合数据分析比对，筛选重点高危人群（如应检未检、应管未管人员）推送至社区优先精准排查；个人防控档案功能则以人为核心，对多渠道个人相关防控信息进行整合及动态更新（如风险因素、核酸检测结果、纳管情况等），随排查任务推送至基层,提升排查效率。

4. 患者全景视图　对于新发传染病引发的重大突发公共卫生事件,深度分析患者救治过程对于深度认识疾病、开展更有效的防控救治有着重要的作用。湖北省通过新型冠状病毒感染出院患者电子病历和影像数据解析能力的建设,汇聚沉淀医疗机构的临床数据和疫情数据,构建起面向全省新型冠状病毒感染人群的疫情数据中心,实现全口径、全要素、全流程、全业务的疫情总览和人群全景档案视图,满足研究疾病的发病及传播规律、分析科研专题、回顾总结抗"疫"经验等业务需求,切实保障区域公共卫生安全,维护居民生命安全与健康。目前平台已经解析来自全省196家定点医院6万余人员的临床数据,包含HIS数据、检验检查数据、EMR数据、病案数据,同时归档14家定点医院共1.3TB患者影像数据。平台支持电子病历和影像解析数据治理、数据标准化管理、解析病历和影像数据展示。

(1)个人全景视图:个人全景档案可以以时间轴形式从不同维度展示患者全过程变化状态及事件过程信息,包括基本信息、密切接触信息、发热门诊信息、核酸检测记录、隔离记录、住院记录、死亡殡仪记录等,还可以以视图形式展示患者家庭成员、密切接触者的关联档案信息,并可直接关联到家庭任意成员和任意密切接触者的新型冠状病毒感染档案全景视图。

(2)区域全景视图:展示新冠疫情防控成效大屏,支持以时间为主线动态了解全省新型冠状病毒感染人群(包括发热、疑似、密切接触、确诊四类人群)的变化情况,展示不同区域内的收治、出院、死亡情况,发热、密切接触、确诊、治愈和死亡的时间变化趋势,对确诊性别和年龄、人群类型的分析等,平台同时支持按定点医院展示该医院的新冠患者收治及转归情况,所有案例均可查看其全景档案视图。

(3)案例检索管理:根据新冠病例精准筛选展示,实现新型冠状病毒感染人群档案检索功能,支持根据身份信息检索、人员类别检索、患者最终状态检索、确诊时间检索、病情发展阶段检索等一系列检索条件,并支持检索条件之间关联嵌套精细化检索操作。实现对相关新型冠状病毒感染人群个案进行收藏管理,方便快速调阅展示。对新型冠状病毒感染人群个案关键字进行检索,对新型冠状病毒感染人群健康信息中包含该关键字的内容进行高亮显示。

二、其他省市公共卫生应急信息化建设案例

（一）上海市一网统管下的公共卫生应急应用

上海市作为超大规模城市的代表,充分意识到只依靠"人海战术"和传统技术手段无法应对城市治理中出现的各类风险,只有运用现代科技手段,建设超级城市大脑,把城市全面"数字化",才能应用海量数据资源及早预见潜在风险,尽早应对。2019 年 11 月,习近平总书记在上海考察时强调,抓好"政务服务一网通办""城市运行一网统管",坚持从群众需求和城市治理突出问题出发,把分散式信息系统整合起来,做到实战中管用、基层干部爱用、群众感到受用。此后,上海市出台了一系列政策文件,推进城市运行"一网统管"建设工程,明确提出将城市运行"一网统管"作为三大建设重点之一加快推进。上海市政府发布的《关于加强数据治理促进城市运行"一网统管"的指导意见》提出,形成城市运行"一网统管"对业务数据、视频数据、物联数据及地图数据的集中统一管理要求和数据管理模式,并实现"治理要素一张图、互联互通一张网、数据汇聚一个湖、城市大脑一朵云、城运系统一平台和移动应用一门户",支撑各类成熟应用系统运行,其中城市运行管理中心是"一网统管"的具象实体,是新型智慧城市的智能中枢。

突发公共卫生事件应急管理作为应对城市治理重大风险的手段,必然是上海"一网统管"智慧城市治理体系中不可或缺的应用场景。2020 年上海市发布了《关于完善重大疫情防控体制机制健全公共卫生应急管理体系的若干意见》,提出了"五大体系、五大机制、五个能力"的系统化体制机制建设思路,其中将信息化建设作为五个能力之一,重点是依托"一网通办""一网统管",推进公共卫生领域健康大数据应用。因此,上海市公共卫生事件应急管理平台的多点多渠道监测、预警预测、应急响应三个环节建设均与"一网统管"体系形成了密切的联动。

1. 多点多渠道监测 上海市公共卫生应急的多点多渠道监测以区或街镇的城市运行管理中心为信息收集和汇聚的枢纽,如徐汇区城市运行管理中心推进疫情防控工作数据目录编制,完成涉及 9 个工作组的 3 大类、17 小类、51 子类、572 字段的数据目录编制工作,同步建设疫情防控工作数据上报系统与相关数据库,累计归集数据 70 万条。通过数据清洗、比对、入库,盘清流动人员状况、小区薄弱环节、资源储备、队伍与易感染情况等疫情防控基础信息。

2. 智能预警预测 城市运行管理中心平台在预警预测环节主要提供风

险感知、预警预告以及精准研判三项核心功能。风险感知功能聚焦传播风险识别,通过大数据相关性分析功能及时识别辖区内可能存在的传染源和传播路径;预警预告功能聚焦风险信息的快速传达,风险源明确后,平台一方面向一线防控人员提供预警信息以便其第一时间开展风险管控,另一方面也会将风险告知可能受到疫情影响的群众,动员该群体履行公民应有的责任,夯实社区风险防控的群众基础;精准研判功能聚焦辅助决策,根据辖区疫情研判疫情走势,迅速制订科学的疫情防控方案,明确各级防控主体的责任和任务。

3. 智慧应急响应　"一网统管"下的城市运行管理中心通过基层网格化管理的联动联勤机制,实现部门联动、资源共享和业务协同,城市运行管理中心平台会汇总疫情防控各环节执行信息反馈并对防控全流程进行可视化展示,使整个防控过程的轨迹一目了然,达到"一屏观社区"的效果,形成了闭环管理的流程。

(二)浙江省数字化改革下的公共卫生应急应用

浙江省自 2021 年在全省开展数字化改革,其重点任务可以概括为"1612"。

"1612"的第一个"1"是指建设 1 个一体化智能化公共数据平台。在原有公共数据平台的基础上,叠加智能分析、研判决策等"大脑"功能。平台架构包括"两掌"和"四横四纵"。"两掌"分别是"浙里办"群众企业掌上办事和"浙政钉"机关干部掌上办公两个入口;"四横"分别是基础设施体系、数据资源体系、应用支撑体系、业务应用体系;"四纵"分别是政策制度体系、标准规范体系、组织保障体系、网络安全体系。

"1612"的"6"是指党政机关整体智治、数字政府、数字经济、数字社会、数字文化、数字法治的综合应用。党政机关整体智治等的综合应用,加强了党的全面领导,以服务党委"总揽全局、协调各方"为主线,推进党政机关全方位、系统性、重塑性改革。

"1612"中的第二个"1"即基层治理系统,"2"即理论体系和制度规范体系——形成一体融合的改革工作大格局。

疫情防控需要横向各部门开展多跨协同,是数字化改革的典型应用场景。由于疫情防控以医疗为主要业务,以社区、乡村为主要防控落地场景,在数字化改革体系中包含在数字社会的大范畴中,因此其平台建设也遵循数字社会系统的整体架构,即底层以一体化智能化公共数据平台为依托,居民和业务执行入口由"浙里办"和"浙政钉"统一集成,中间业务层面则由各部门根据自身业务场景开展建设(图 7-10)。

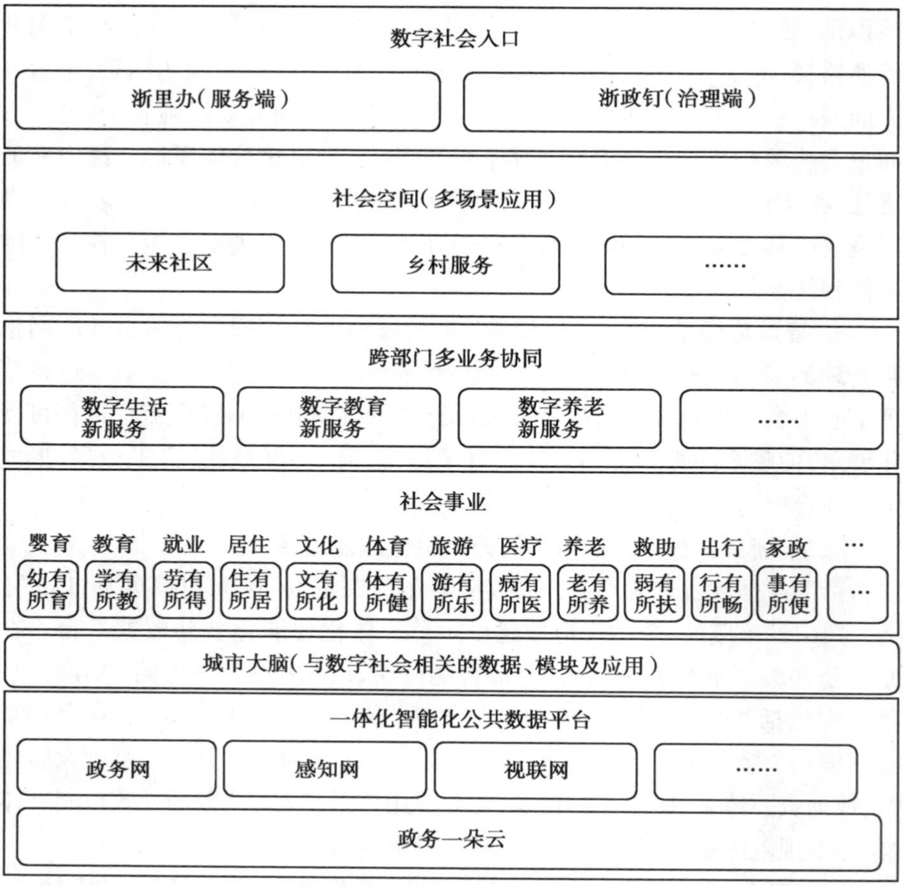

图 7-10　浙江省数字社会系统架构图

　　在具体的公共卫生应急管理应用方面,浙江省在疫情之初便充分利用大数据等先进技术,首创推出"一图一码一指数"的精密型智慧管控体系,随着疫情防控的深入逐步形成了以"量化闭环、统筹调度、实战实效、赋能基层"为目标的全省一体化精密质控平台。平台整体架构为"一库一屏一应用 N 工具"。

　　"一库"即精密质控专题库。依托省智能化公共数据平台,结合疫情防控需要,梳理二十多项防控数据需求,制定统一的数据采集标准,构建以重点人员管控和重点防控环节为核心的精密质控专题数据库。

　　"一屏"即防控指挥大屏。以综合分析图、疫情图、三区图(封控区图、管控区图、防范区图)、管控图、舆情图为核心,针对疫情防控需求对全省疫情整体态势、防控各环节执行情况进行可视化展示。同时平台构建防控任务执行评估模型,对各地市在防控环节中的任务完成率和完成时间进行评估及展示。

"一应用"即一平台数据流转应用。平台聚焦疫情防控全流程和重点人员管控全流程,将涉及多部门的各个防控环节连点成线,以精密质控专题库为支撑,实现数据一平台流转,指挥者可以一平台掌握全流程数据,让一线防控人员最多录入一次数据。

"N工具"即一线防控需要应用的各类业务系统,包括预案管理、病例管理、流调管理、隔离管理、重点人员管理、转运管理、三区绘制等功能。

(三)广东省多点触发预警系统建设

广东省独特的经济、社会、自然环境和气候条件,使广东省成为全国传染病防控的主战场和桥头堡。2003年"非典"疫情以来,全国80%以上的新发和突发传染病疫情首先在广东省被监测发现和处置,因此,与其他地区相比,加强传染病尤其是新发未知传染病的监测预警,是广东省公共卫生事件应急管理平台建设的要点。传染病的监测预警具有很强的专业性,与其他省(区、市)不同,广东省平台建设的牵头单位为广东省疾控中心,其建设内容也更偏向于疾控体系应用。

平台建设以改进不明原因疾病和异常健康事件监测机制,提高评估监测敏感性和准确性为重点方向,建立智慧化预警多点触发机制,健全多渠道监测预警机制,提高实时分析、科学研判的能力,为预警预测和风险研判提供深入全面的数据支持,为开展疾病防控预警提供高效便捷的智能工具,为联防联控指挥部精准施策提供科学多维的平台支撑。从具体建设内容上看,平台主要包含三部分。

1. 疾控系统主题数据库 依托省政务大数据平台,采用大数据、区块链核心技术,汇集疾控机构、医疗机构、第三方检测机构、省公安厅、省政务服务和数据管理局等机构涉疫数据并开展数据标准化治理,实现涉疫数据多点多渠道实时采集,构筑多元疾控数据底座,为智慧化预警多点触发建模奠定基础。

2. 辅助决策分析平台 实现疾病及相关因素的多点触发预警、多渠道预警和多维度预测。打造省级应急联动管理平台,实现重大突发公共卫生事件的协同处置。基层可查看所在辖区各疾病多维预测结果以及所属市和全省多维预测结果,可直接读取省疾控中心完成的分析研判报告。

3. 疾控业务综合管理平台 实现疾控业务全流程信息化管理,实现为多点触发预警预测提供全过程支撑。实现全面掌握全省各级疾控中心专业人员配置情况,包括流行病学调查、实验室检测以及各类应急处置专业人才情况并及时调度;全面掌握全省各级疾控中心检验检测能力,了解仪器配置、质量控制和生物安全管理情况,及时收集传染病相关监测和检测结果,综合分析全省检测数据;及时掌握全省疾控中心重要应急物资(应急装备、消杀药械以及试剂耗材等)储备使用情况,科学合理调配资源,为广东省重大疫情防范与处置提供保障。

参 考 文 献

［1］谭晓东，彭塈．预防医学、公共卫生学科概念探讨［J］．中国公共卫生，2005，21（1）：121.

［2］楚安娜，许迎喜，吕全军，等．公共卫生政策理论研究进展［J］．公共卫生与预防医学，2013，24（5）：4.

［3］曾光，黄建始．公共卫生的定义和宗旨［J］．中华医学杂志，2010，90（6）：367-370.

［4］杨洁．美国、欧盟、日本突发公共卫生事件法律机制研究［J］．哈尔滨职业技术学院学报，2020（3）：74-78.

［5］赵霖，冯振翼，安建民．美国突发公共卫生事件应急管理体系一瞥［J］．继续医学教育，2007，21（30）：7-9.

［6］王泽彩，刘婷婷，赵蕊．公共卫生应急管理财政政策的国际借鉴［J］．中国财政，2020（10）：38-42.

［7］欧阳静，陈小东．美国突发公共卫生事件应急管理体系的启示［J］．预防医学情报杂志，2020，36（7）：859-862.

［8］陈海靖，刘洋，陈卫军，等．欧盟公共卫生相关法律体系及管理体制介绍［J］．中国国境卫生检疫杂志，2022，45（3）：206-209.

［9］赵立新，周秀芹．日本的传染病预防法规［J］．国外医学（社会医学分册），2004，21（2）：81-83.

［10］淳于淼泠，程永明，骆兰．日本政府应对突发公共卫生事件的组织创新［J］．现代预防医学，2007，34（13）：2405-2406.

［11］周忠良．国外突发公共卫生事件应对体系比较［J］．人民论坛，2020（10）：48-52.

［12］王坤，毛阿燕，孟月莉，等．我国公共卫生体系建设发展历程、现状、问题与策略［J］．中国公共卫生，2019，35（7）：801-805.

［13］钟开斌．"一案三制"：中国应急管理体系建设的基本框架［J］．南京社会科学，2009（11）：77-83.

［14］邸泽青．浅谈我国突发公共卫生事件应急预案体系的构成与管理

[J].现代预防医学,2008,35(12):2350-2355.

[15]国务院.国家突发公共事件总体应急预案[EB/OL].(2006-01-01).https://www.gov.cn/govweb/zhuanti/2006-01/08/content_2614770.htm?eqid=8b9f5f1d0058edad0000000264811212.

[16]张国云.新媒体环境下突发公共卫生事件应急管理机制研究[D].武汉:华中科技大学,2019.

[17]中华预防医学会新型冠状病毒肺炎防控专家组.关于疾病预防控制体系现代化建设的思考[J].中华流行病学杂志,2020,41(4):453-460.

[18]沈洪兵.新型冠状病毒肺炎疫情后我国疾控机构改革发展需要思考的几个问题[J].中华流行病学杂志,2022,43(1):1-4.

[19]王阳、沈军军、江震.美国公共卫生信息学框架在公共卫生应急准备中的作用分析及启示[J].竞争情报,2020,16(6):9.

[20]LOONSK J W,McGARVEY S R,CONN L A,et al.The Public Health Information Network(PHIN)Preparedness Initiative[J].J Am Med Inform Assoc,2006,13(1):1-4.

[21]赵飞,傅承主,矫涌本,等.国内外突发公共卫生事件应急指挥系统建设研究[J].中国卫生信息管理杂志,2012,9(2):25-29.

[22]锁箭,杨涵,向凯.我国突发公共卫生事件应急管理体系:现实、国际经验与未来构想[J].电子科技大学学报(社会科学版),2020,22(3):17-29.

[23]姚国章.日本突发公共事件应急信息化建设[J].中国建设信息,2007,(8):18-22.

[24]雷紫雯.日本突发公共卫生事件中的信息管理及沟通机制[J].传媒,2021,(7):79-82.

[25]谷畑健生,奥村貴史,水島洋,他.健康危機発生時に向けた保健医療情報基盤の構築と活用[J].J Natl Inst Public Health,2012(4).

[26]症状监测在新发传染病和暴发疫情预警中应用的进展[J].中华预防医学杂志,2015,49(7):659-664.

[27]BURKOM H,LOSCHEN W,WOJCIK R,et al. Electronic surveillance system for the early notification of community-based epidemics(ESSENCE):Overview,components,and public health applications[J].JMIR Public Health Surveill,2021,7(6):e26303.

[28]European Centre for Disease Prevention and Control.Epidemic intelligence

tools and information resources［EB/OL］.（2021-06-22）［2021-07-16］.https：//
www.ecdc.europa.eu/en/threats-and-outbreaks/epidemic-intelligence.

［29］黄硕,刘才兄,邓源,等.世界主要国家和地区传染病监测预警实践进展［J］.中华流行病学杂志,2022,43（4）:591-597.

［30］SANTILLANA M, NGUYEN A T, DREDZE M, et al. Combining search, social media, and traditional data sources to improve influenza surveillance［J］. PLoS Comput Biol, 2015, 11（10）: e1004513.

［31］李斌.国务院关于传染病防治工作和传染病防治法实施情况的报告:2013年8月28日在第十二届全国人民代表大会常务委员会第四次会议上［J］.中华人民共和国全国人民代表大会常务委员会公报,2013（5）:758-762.

［32］姚进文,路杰,王玉霞.建立长效机制确保突发公共卫生事件应急指挥与决策系统发挥实效［J］.中国卫生信息管理杂志,2010,7（6）:26-29.

［33］LI Z J, LAI S J, ZHANG H L, et al. Hand, foot and mouth disease in China: evaluating an automated system for the detection of outbreaks［J］. Bull World Health Organ, 2014, 92（9）: 656-663.

［34］LAI S J, RUKTANONCHAI N W, ZHOU L C, et al. Effect of non-pharmaceutical interventions to contain COVID-19 in China［J］. Nature, 2020, 585（7825）: 410-413.

［35］林玫,王鑫,梁大斌.症状监测在新发传染病和暴发疫情预警中应用的进展［J］.中华预防医学杂志,2015（7）:659-664.

［36］LI T, LIU Y, DI B, et al. Epidemiological investigation of an out-break of pandemic influenza A（H1N1）2009 in a boarding school: serological analysis of 1570 cases［J］. J Clin Virol, 2011, 50（3）: 235-239

［37］杨维中,兰亚佳,吕炜,等.建立我国传染病智慧化预警多点触发机制和多渠道监测预警机制［J］.中华流行病学杂志,2020,41（11）:1753-1757.

［38］李克莉,冯子健.突发公共卫生事件及其监测系统［J］.疾病监测,2007,22（4）:282-284.

［39］张慧.论我国突发公共卫生事件信息沟通机制的建设和完善［D］.厦门:厦门大学.2009.

［40］朱联辉.美国国防部全球新发传染病监测与反应系统简介［J］.国外医学（流行病学传染病学分册）,2000,27（6）:250-254.

［41］董雨晴,李敏,陆晔,等.美国与欧洲疾病预防控制中心的运营情况及启示［J］.中国卫生资源,2016,19（2）:120-124.

［42］张晨曦,王晓雯,陈颖,等.欧洲传染病预防与控制中心监测系统分析与启示［J］.中国卫生质量管理,2020,27（4）:123-126.

［43］董幼鸿,叶岚.技术治理与城市疫情防控:实践逻辑及理论反思:以上海市 X 区"一网统管"运行体系为例［J］.东南学术,2020（3）:24-33.

［44］国家卫生健康委规划发展与信息化司,国家卫生健康委疾病预防控制局,国家中医药管理局规划财务司.全国公共卫生信息化建设标准与规范（试行）［EB-OL］. http://www.nhc.gov.cn/guihuaxxs/s10743/202012/b3aecae6f82a497ea35a9c06b87c9f23/files/86b30885061b49e18c367183ebd69917.pdf?eqid=b929a44700264a310000000464889c36.